Im Spiegel meines Schicksals

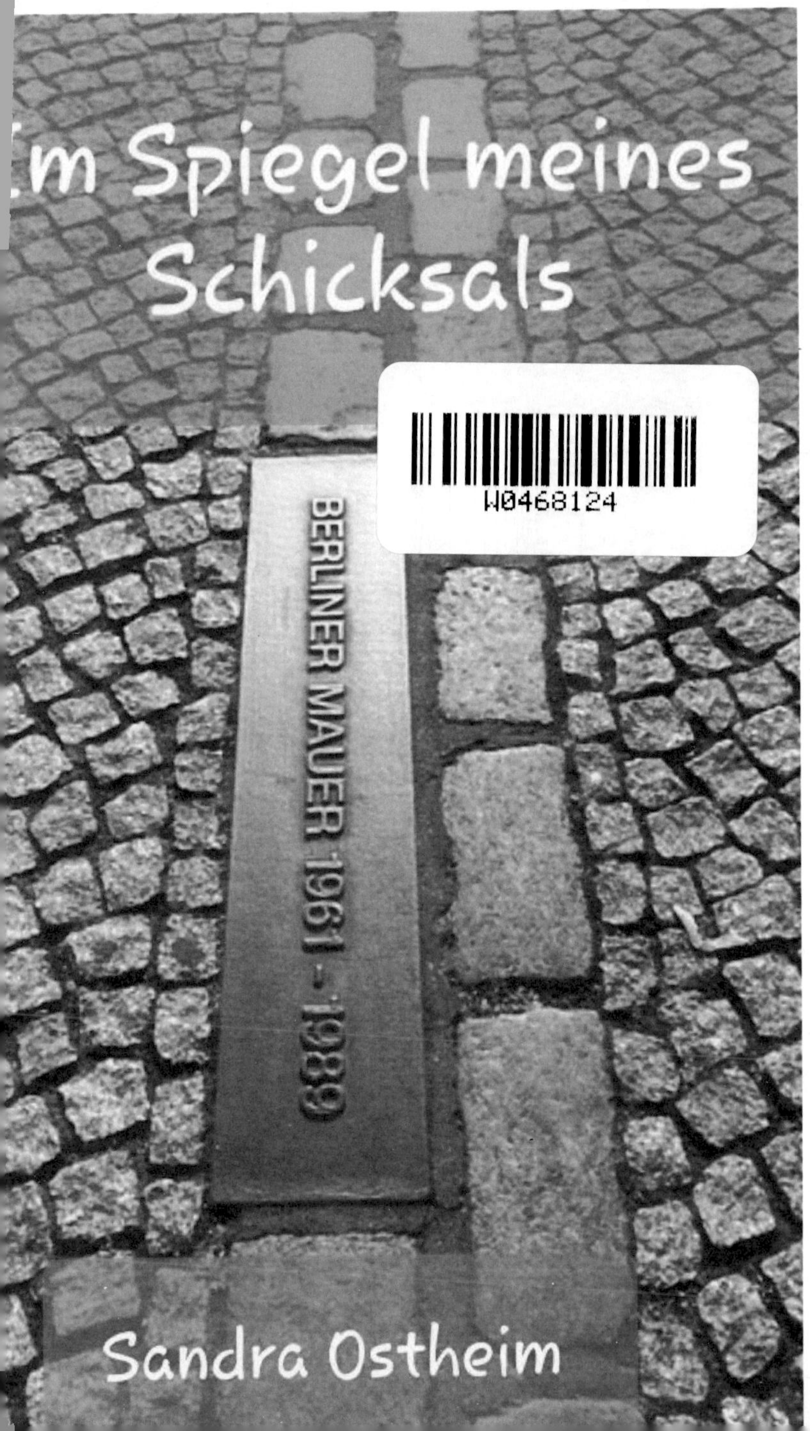

Sandra Ostheim

Sandra Ostheim

Im Spiegel meines Schicksals

Ein Wendekind
zwischen Ost und West,
Magersucht, Bisexualität
und Babywunsch

Roman nach wahren
Begebenheiten

DeBehr

Herausgeber: Verlag DeBehr, Radeberg
Erstauflage: 2023
Grafiken erstellt über Midjourney.com
ISBN: 9783987271625

Es glaubt der Mensch,
sein Leben zu leiten,
sich selbst zu führen,
und sein Innerstes
wird unwiderstehlich
nach seinem Schicksale gezogen.
Johann Wolfgang von Goethe

Inhalt

Lebenswende und Neuanfang 9

Bedrückender Schulalltag 22

Verliebt in einen Punk 36

Studium in Passau 47

Bewegte Zeiten 54

Wundervolle Denise 65

Verzweifelter Kinderwunsch 87

Unerwartete Wendung 98

Mein Vater 120

Das Glück wartet nicht 132

Nachwort 149

Lesen Sie mehr von Sandra Ostheim bei DeBehr 151

Lebenswende und Neuanfang

Ich wusste nicht, wie mir geschah. Ich stand inmitten hunderter Flüchtlinge in der Prager Botschaft, umgeben von Schmutz und Schlamm. Es regnete unaufhörlich. Wir schrieben Ende September 1989. Ich schaute zu meiner Mutter, die links neben mir stand und meinem kleinen Bruder rechts von mir. Ich zerrte ihn zu einem etwas trockeneren Plätzchen. Ein Raunen überall, man verstand sein eigenes Wort nicht. Die Menschen waren aufgebracht, hoffnungsfroh, aber auch ängstlich. Ich war dreizehn Jahre alt. Meine Mutter hatte mir im Vorfeld nicht viel erzählt. Wir wollten meinen Vater in Tschechien wieder sehen. Er war geflüchtet vor zwei Jahren. Einfach so hatte er uns verlassen. Von einem zum anderen Tag war er nicht mehr da. Wollte seine Mutter in der BRD besuchen, sie hatte runden Geburtstag. Die Ausreise wurde ihm genehmigt, immerhin nannte er zwei kleine Kinder sein Eigen und war verheiratet. Grund genug für das Staatsregime der DDR, anzunehmen, er würde wiederkommen. Getäuscht! Er hatte uns alle getäuscht. Er war geblieben. Einfach so. Der Verlust grub sich tief in meine

Magengrube. Seit jenem Tag war nichts mehr wie früher. Meine Mutter beantragte daraufhin die Ausreise. Ich ging weiter zur Schule. Sie weinte viel, dachte, ich merke nicht, wie schlecht es ihr ging. Aber mit meinen dreizehn Jahren war ich kein kleines Kind mehr, verstand wohl, was sie bewegte. Ich hatte furchtbare Angst vor dem Kinderheim. Meine Mutter arbeitete nicht, lebte vom Ersparten. Grund genug für das Jugendamt der DDR, immer wieder bei ihr vorbeizuschauen, ihr zu drohen, die Kinder wegzunehmen. Ein Albtraum jagte den nächsten. Jeden Mittwochnachmittag, der Tag des Vorsprechens bei der Ausreisebehörde, kam sie in meine Schule, stand in der Hofpause am Zaun, um mir immer wieder mit tränenerstickter Stimme zu sagen: "Sie haben wieder abgelehnt." Wir kamen einfach nicht raus aus der DDR. Mein Bruder, Christian, war zu klein, um überhaupt irgendetwas zu bemerken. Vier Jahre alt. Hatte er es gut! Ich, Daniela, stand zwischen allem. Die Wut auf meinen Vater, mein Unverständnis darüber, dass er uns verlassen hatte, die Traurigkeit meiner Mutter, die Ängste vor dem DDR-Regime und die Sehnsucht nach einer heilen Familie. Wie nur hatte er uns das antun können? Sicher, er war ein Querulant – immer schon. Er spielte in einer Rockband, machte Musik. Die DDR war ihm zuwider. Alles, wirklich alles fand er verwerflich. Immer wieder wetterte und zeterte er über die Staatsmacht. Das war so, seit ich denken kann. Meine Erziehung war dementsprechend. Ich verherrlichte mittlerweile die Bundesrepublik, sehnte mich nach Familienzusammengehörigkeit und einem gemeinsamen Leben zu viert, so wie früher. Verabscheute die DDR. Was nur tat man uns an? Ich beobachtete eine Familie mit zwei Kindern. Sie waren zu viert in die Botschaft gekommen. Genauso wäre es richtig gewesen. Ich sah den Vater an, er lächelte zurück. Sein Blick ruhte fürsorglich auf seiner Familie. Warum war das dort nicht mein Vater? So egoistisch kann man doch nicht sein, schoss es mir durch den Kopf.

Meine Gedanken schweiften weiter ab, wurden unterbrochen von einem starken Raunen, was nun durch die Menge ging. Ohrenbetäubender Lärm folgte. Was war jetzt los? Mein Vater hatte im Radio von der Besetzung der westdeutschen Botschaft in Prag gehört, sprach am Telefon mit meiner Mutter und bat sie, so schnell wie möglich zu kommen. Er selbst fuhr zurück nach Regensburg. Dort wohnte er und hatte sich eingerichtet – ohne uns. Meine Mutter hatte ihm verziehen, sie wollte weiterhin ein gemeinsames Leben. Ich sah zum Balkon hinauf. Dort wurden Gestalten im Dunkeln sichtbar. Mein Körper war müde, ausgelaugt von der letzten Nacht. Wir schliefen, wie all die anderen in provisorischen Zelten, aßen, was man uns gab und tranken, was wir bekommen konnten. Man versuchte, sich um uns zu kümmern. Trotzdem waren die Zustände erbärmlich. Ich sehnte mich nach trockener Kleidung und nach Beständigkeit. Was für ein Wahnsinn. Nun hörte ich die Menge jubeln, klatschen und jodeln. Ich schaute demonstrativ zum Balkon hoch. Meine Mutter tat es mir gleich. Es war so dunkel, dass man nur schemenhaft etwas erkennen konnte. Ein Mikrofon wurde angeschaltet, es fiepte ohrenbetäubend laut. Dann sprach jemand. Ich erkannte die Stimme von Hans-Dietrich Genscher. War über die derzeitige Politik soweit auf dem Laufenden. Meine Mutter hatte mir immer wieder erzählt, wer das Sagen in der BRD hatte. Ich war verrückt nach Werbung, verrückt nach bunten Cola-Dosen, verrückt nach

Westprodukten. Aber wer war das nicht? Meine beste Freundin aus meiner Schule, Jana, hatte leider nicht das Glück, Westverwandte zu haben. Sie beneidete mich für das, was ich täglich mit in die Schule brachte. Schließlich schickte mein Vater uns wöchentlich ein Paket. Nicht immer stimmte der Inhalt. Manches wurde konfisziert, manches verschwand spurlos. Aber immer hatte ich genug, um ein wenig bei meinen Schulkameraden anzugeben. Nun hörte ich Außenminister Genscher sprechen: "... wir sind heute hier zu Ihnen gekommen, um Ihnen mitzuteilen, dass heute ihre Ausreise ...", ein ohrenbetäubender Lärm folgte. Verschluckte den Rest des Satzes. Meine Mutter fiel mir in die Arme. Ich weinte. Wusste intuitiv, dass der ganze Horror nun ein Ende hatte. Wir waren frei. Die Ausreise in die BRD war genehmigt. Mein Vater war zum Greifen nah. Ein neues Leben würde beginnen. Ich konnte mir all das gar nicht richtig vorstellen. War überwältigt von meinen Gefühlen. Am meisten freute ich mich für meine Mutter. Sie hatte wahrlich gelitten. War ganz blass geworden in letzter Zeit. Die Sorgen fraßen sie auf. Ich persönlich hatte – bis auf den schmerzhaften Verlust meines Vaters –

einen großen Freundeskreis in meiner Schule und fühlte mich wohl. Ich war in der Pubertät und Jungs spielten schon eine große Rolle. Erst im Sommer war ich mit Jana in einem Zeltcamp gewesen und wir hatten uns beide in zwei Jungs verliebt, die dort ebenfalls Ferien machten. Es entwickelte sich nach dem Urlaub eine Brieffreundschaft. Ich würde ihn und auch Jana nie wieder sehen. Aber dafür meinen Vater! Das war das Wichtigste! Wir würden endlich wieder eine Familie sein! Meine Mutter weinte immer noch. Tränenüberströmt hielten sich die Leute in den Armen. Eine ganz besondere Stimmung. Ich wollte sie nie vergessen.
Mit dem Zug fuhren wir anschließend, über die DDR, in den Westen. Die Menschen waren überglücklich, schmissen ihre Geldscheine im hohen Bogen aus den Fenstern. Keiner glaubte daran, dass sie noch etwas wert sein könnten. "Morgen trinken wir Jacobs-Kaffee", hörte ich sie brüllen. Ich nahm alles wie durch einen Nebel wahr. Irgendwann lag ich meinem Vater in den Armen. "Endlich habe ich Euch wieder", weinte er. Wir hatten es geschafft. Wie glücklich wir waren. Er nahm uns mit in seine Sozialbauwohnung. Im Hausflur roch es nach

Bohnerwachs. Die Wohnung war viel kleiner als unsere in der DDR. Kam man zur Tür herein, befand sich rechts das kleine Wohnzimmer, Couch und Fernseher, mehr beherbergte sie nicht. Ein Mini-Flur und dann die Küche. Ganz klein, mit einem klappbaren Tisch, der, wenn er ausgezogen war, den gesamten Platz einnahm. Schräg gegenüber das Kinderzimmer – noch kleiner – mit einem Doppelstockbett. Egal, wir waren wieder zusammen. Meiner Mutter sah man die Strapazen an. "Ruhe dich erst einmal aus", sagte ich fürsorglich zu ihr. "Ach, ich kann nicht", antwortete sie. "Ich bin viel zu aufgeregt." Mein Vater nahm sie in den Arm, ein vertrautes und schönes Bild. Ich freute mich. Natürlich liebte ich sie beide – meine Eltern. Christian legten wir schlafen, danach folgte ich in das kleine Kinderzimmer. Ich wollte Vater und Mutter alleine lassen, lange hatten sie verzichten müssen. Ich fühlte mich so unsagbar fremd hier. Mein Bruder schlief den Schlaf der Gerechten. Ich beobachtete ihn. Er war so unschuldig, so süß. Schließlich legte ich mich ebenfalls hin, der Schlaf übermannte mich, die Ereignisse hatten mich viel Kraft gekostet. Wie wird wohl der morgige Tag werden, dachte ich noch, bevor ich einschlief.

In den Folgetagen jagte ein Highlight das nächste. Das erste Mal in einem Supermarkt – einkaufen. Unfassbar. Alle Produkte aus der Werbung, zum Greifen nah. Ich sah meine heißgeliebten Coca-Cola-Dosen, Milka-Schokolade, Hanuta und Spearmint-Kaugummis. Ich griff nach Buntem und Süßem, drehte es in meinen Händen, roch daran und war glückselig. Wir hatten alles in der DDR zurücklassen müssen, lebten nun von der Sozialhilfe meines Vaters. Aber er kaufte uns trotzdem Kleinigkeiten, die wir haben wollten. Vor meinen Augen flimmerte es, so bunt war das Angebot. Wie wird es jetzt weitergehen? Was kam auf mich zu? Neue Schule, neue Freunde, neues Leben. Ich hatte Angst davor. War immer schon strebsam gewesen, eine Einser-Schülerin. Würde ich das hier auch schaffen? Ich musste. Ich wollte. Ich möchte immer die Beste sein. DDR – BRD, egal. Ich werde mich bemühen. Ging in die achte Klasse. Wie weit waren die Schüler hier mit dem Lehrstoff? Ich hatte keine Ahnung. Wir versuchten, uns an all das zu gewöhnen, uns einzuleben. Sahen natürlich ganz viel fern, die Ereignisse überschlugen sich. Wir klebten

nahezu am Fernseher. Historische Geschichte wurde geschrieben. Wir waren bereits raus aus der DDR. Wie erging es aber meinen Freunden, den Lehrern, der Klasse? Immerzu musste ich daran denken. Ich war emotional gar nicht in der Lage, meine jetzige Situation vollends aufzunehmen, meine Gefühle und Gedanken waren in meinem alten Leben gefangen, zu frisch die neue Welt, in der ich mich befand. Sie war jetzt meine neue Realität und ich musste mich schnell daran gewöhnen.
Tage später, erlebten wir von Regensburg aus den Fall der Mauer. Wir konnten es nicht fassen. Lagen uns in den Armen. Wer hätte das gedacht? Niemand. Es war unfassbar und wunderschön. Jana schickte mir Zeilen aus Ihrem Tagebuch, wie sie meine Flucht und den Fall der Mauer empfunden hatte. Als der Brief bei mir ankam, weinte ich still vor mich hin. Ich wusste gar nicht, wie tief die Empfindungen meiner Freundin waren, in Leipzig, meiner Heimatstadt. Immer wieder las ich ihren Eintrag:

Tagebuch-Auszug von Jana:

„Nimm dir alles, was du möchtest, aber beeile dich", hörte ich die Stimme von Danielas Großmutter am Telefon sagen, „du weißt, wo der Schlüssel versteckt liegt". So saß ich einen Tag später nach der Schule in der Wohnung, die so lange Zeit mein zweites Zuhause gewesen war. Wie oft hatte ich meine Freundin beneidet, die durch ihren Vater regelmäßig an die Jugendzeitschrift Bravo kam und ihre Wände mit Postern tapezierte, mit allen coolen Musikstars. Nun stand und lag alles da und wartete darauf, mitgenommen zu werden. Endlose Leere und Traurigkeit erfüllte mich. Ich war überzeugt, ich würde sie nie wieder sehen! Mein Blick schweifte über die vertrauten und verwaisten Möbel, Lachen drang an mein Ohr. Pure Einbildung! Momente einer innigen Freundschaft vor meinem geistigen Auge. Wie oft hatten wir hier getanzt, für die Schule gelernt, gelacht, gelebt und Übernachtungspartys gefeiert. Ich weinte bittere Tränen. Später ging ich mit ein paar Habseligkeiten und Erinnerungsstücken nach Hause. Die Freude über die „Geschenke" stellte sich nicht ein. Nur zwei Tage später war mir der Eintritt zu der liebgewordenen

Wohnung untersagt! Ein dickes Siegel der Staatssicherheit prangte mir entgegen: „Zutritt verboten."
Dann die Montagsdemonstrationen in Leipzig. Ich war mit meiner Mutter in der Leipziger Innenstadt unterwegs. Voller Angst und Aufregung standen wir fernab vom Geschehen in einer Ecke und beobachteten die Massen, wie sie durch die Straßen zogen. Meine Mutter hielt mich fest. „Du gehst nirgendwo hin, es ist zu gefährlich", sagte sie. Ich jedoch riss mich los und stürmte in die Menge. Hier passierte etwas ganz GROSSES und ich wollte es erleben. Die Masse trug mich zu einer Menschenabsperrung aus Nationalen Volksarmisten, die den Blick stur geradeaus und mit Schutzschildern bewaffnet versuchten, die Menschen am Weitergehen zu hindern. Blanker Hass schlug ihnen entgegen. Die schlimmste Form verbaler Beleidigungen prasselte auf sie hinab. Die Menschenmenge tobte. Sie fingen an, sehr persönlich zu werden und einzelne Polizisten verbal zu attackieren. Ich stand direkt vor einem jungen bewaffneten Mann, vielleicht zwanzig Jahre alt. Auf einmal wurden seine Augen feucht, füllten sich mit Tränen und er sagte leise, fast nicht

vernehmbar: „Ich will hier nicht sein, ich stehe auf der falschen Seite." Sofort verstummte die umstehende Menge. Verständnis und Mitleid für den jungen Soldaten beherrschten alle. Wenige Wochen später kam ich von der Schule nach Hause und fand meine Mutter in der Küche vor. Sie kam ganz nahe an mein Gesicht und raunte mir zu: „Die Mauer ist offen!" Es klang nicht wie ein Ausruf, sondern eher wie ein Geheimnis, was sie mit mir teilen wollte. Ich wich unweigerlich zurück und drückte mich an die Küchenwand. „Du machst Scherze, das kann nicht sein", sagte ich. „Doch", widersprach sie, „sie bringen es überall im Radio und Fernsehen". Ich konnte es nicht glauben! Bereits am nächsten Tag fehlte die Hälfte der Klasse. Die Scham der Lehrer war groß, denn auch die Pädagogen-Belegschaft war verdächtig geschrumpft. Die morgendliche Zählung mit dem berühmten „Seid bereit – Immer bereit" oder alternativ „Freundschaft" fiel in allen Klassen an diesen Tagen aus. Was hätte man auch sagen sollen! Unsere Klassenlehrerin, die wegen „Krankheit" ebenfalls abwesend war, kam wenige Tage später wieder zum Unterricht. Was uns sofort auffiel, war ihre mitgebrachte neue

Einkaufstüte aus dem Westen, in der ihre Utensilien lagen. Der Beutel allein war schon eine kleine Sensation, aber dass sie die Werbung von außen nach innen gekehrt hatte und sie verkehrt herum spazieren trug, war ein Beweis dafür, wie tief die Angst und Scham doch saß."

Bedrückender Schulalltag

Meine Einschulung begann. Ich wurde der Klasse vorgestellt. Ablehnende Gesichter, ausländische Gesichter. Einige deutscher Herkunft, die wenigsten. "Wir begrüßen Daniela in unserer Mitte", hörte ich die Lehrkraft sagen und nahm vor Aufregung doch nichts richtig wahr. Ja, die Neue aus dem Osten ist da. Mir hieß es, Platz zu nehmen. Mein unbedingter Wille, anerkannt zu werden, saß tief in meinem Herzen. In der DDR war ich eine der beliebtesten Schülerinnen gewesen, mit hippen Klamotten, die mit dem Vater aus dem Westen. Hier war ich ein Niemand. Im Fach Englisch würde ich garantiert versagen, wir hatten in Leipzig keine Lehrerin für diese Sprache, ich konnte dafür Russisch und Französisch. Mein Vater erzog mich strebsam, meine Mutter weich und einfühlsam. Ich kam nach meinem Vater. Ich musste hier bestehen, unbedingt. Mir fehlte meine Freundin Jana. Was hatten wir doch für Spaß gehabt. Unser Lieblingsfilm war „La Boum – die Fete". Was haben wir Sophie Marceau beneidet, wollten wie sie sein. Die Haare zum Bob geschnitten und Feten organisiert. Herrlich. Unerlaubt. Auf dem Dachboden unseres Wohnhauses. Und nun? Ich war ganz alleine. Die neuen Mitschüler zeigten mir in den nächsten Wochen, wie weit sie waren. Im Lehrstoff – ja das auch – vor allem aber in ihrer Reife. Viele hatten einen Freund und waren junge Erwachsene. Zudem hatten mich meine Eltern in ein Gymnasium gesteckt, welches jeden Tag eine Stunde Bahnfahrt durch Regensburg bedeutete. Pro Strecke wohlgemerkt. Für meinen Vater kam ein Abschluss der Mittleren Reife nicht infrage. Seine Tochter war zu Höherem bestimmt. Zudem sah er für unsere Familie mehr vor als Sozialwohnung und Arbeitslosigkeit. Er wollte es so schnell wie möglich schaffen. Ich nahm mir ein Beispiel, wollte ihn stolz machen. Ich würde alles geben. Koste es, was es wolle.

Es begann ein unregelmäßiger Tagesablauf. Ich saß ab sofort zur Mittagszeit oft in der Bahn nach Hause und verpasste das späte Mittagessen meiner Familie. Ich vergaß oft das Essen, lernte, wenn ich nach Hause kam, bis zur völligen Erschöpfung. Im Unterrichtsstoff kam ich nicht nach, in Englisch hatte ich drei Jahre aufzuholen. Es war unmöglich. Meine Eltern, die meine Verzweiflung sahen, sponserten mir eine Englisch-Nachhilfe, wiederum am entgegengesetzten Ende der Stadt. Ich saß gefühlt nur in der Bahn, die Zeit nutzte ich natürlich lernend. Trotzdem hatte ich schlechte Noten. Es war zum Verzweifeln. Ich war sehr unglücklich und litt Höllenqualen. Alles fühlte sich fremd und falsch an. Jeden Morgen drehte es mir den Magen um, wenn ich an den Tag dachte, der vor mir lag. Die Lehrer nahmen keine Rücksicht auf eine Geflüchtete wie mich. Ob ich nun im Unterrichtsstoff mitkam oder nicht, interessierte niemanden. Mein Vater hatte recht: Hier war sich jeder selbst der Nächste. Ich musste also handeln.

Nach einem Vierteljahr ließ ich mich von der achten Klasse zurückstufen. Gott sei Dank sahen das meine ehemaligen Mitschüler im Osten nicht. Ich, Daniela, niemand hätte es geglaubt! Dazu kam mein sächsischer Dialekt, egal wie sehr ich mich auch bemühte. Meine großen Vorderzähne, die ich provisorisch auf den echten trug. Sie rührten von einem Sturz her, den ich mir in der zweiten Klasse zuzog. Kurzum, ich schämte mich. Die Schüler der neuen, siebten Klasse, waren nahezu alle kindisch und unsympathisch und so hörte ich irgendwann einfach auf zu sprechen. Ich redete nur, wenn ich gefragt wurde und fühlte mich sehr unwohl. Freunde hatte ich keine. Ich litt unsagbar. Betäubte mich mit Lernstoff. Rutschte Stück für Stück in eine beginnende Essstörung hinein. Sie kam auf leisen Sohlen. Ich, die immer dünn war und nicht viel Widerstandskraft hatte, als Kind oft krank, genoss es irgendwie, eine neue beste Freundin zu haben. Meine Essstörung. Ich hatte etwas gefunden, was ich kontrollieren konnte, nur für mich alleine – meinen Körper. Ich wollte noch dünner sein, schließlich waren in meiner neuen Klasse alle dünn und redeten ständig von Diäten. Jetzt, da mir all die Köstlichkeiten zu Füssen lagen, hörte ich Schritt für Schritt damit auf. Ich liebte das Knurren meines Magens, die Kontrolle, die ich spürte. Ich hatte das Sagen! Ich entschied, was ich ihm gab und was nicht. Er reagierte entsprechend – ständig fror ich. Aber auch hier war ich regelrecht strebsam. Es wurde nämlich zu einer fixen Idee für mich, meinen Körper zu malträtieren, ihn zu beherrschen und meinen Willen aufzudrücken. Ich genoss sogar mein kleines Geheimnis, musste sich doch mein Gehirn nicht mit meinem neuen Leben im Westen auseinandersetzen, wenn ich mir Gedanken über das Kalorienzählen machte. Das wurde mehr als eine Beschäftigung, es wurde mein Lebensinhalt. Ständig kreisten meine Gedanken um das Essen oder besser gesagt, darum, wie man nicht aß. Ich war schon als Kleinkind kein guter Esser gewesen, hatte oft Essen verschmäht. Es schmeckte mir einfach nicht. So fiel es mir nicht allzu schwer, auf Mahlzeiten zu verzichten.

Ich führte sogar Buch darüber, akribisch und voller Stolz. Ich würde es dem Westen schon zeigen, ich würde dünn und schön sein und gut in der Schule.

Wir lebten natürlich immer noch in der Sozialwohnung. Was für eine Schande für unsere Familie, aber immerhin eine Chance des Staates, die uns gegeben wurde. Wir wollten da raus, so schnell wie möglich. Meine Mutter hatte in der DDR nicht gearbeitet, ungewöhnlich und verdächtig fürs Regime, aber nun musste sie. Sie bewarb sich im Supermarkt und beim Bäcker. Ihre Familie hatte früher eine Bäckerei besessen. Die Zähne ruiniert hat sie sich dabei. Zu viel Süßes – täglich. Ja, ihre Kindheit war herrlich, meine auch. Bis jetzt! Ich hatte das Gefühl, ich muss erwachsen werden, keine Zeit mehr für Kinderkram. Ich wollte nach der Schule studieren, einen tollen Job, viel Geld verdienen und natürlich ein gutes Leben haben. Es sollte niemand mehr merken, dass ich aus dem Osten komme. Die totale Integration sollte mir gelingen. Das war mein Ziel. Ich musste mich kontrollieren, alles kontrollieren. Meine Schulleistungen, mein Leben, einfach alles. Ich merkte nicht, wie die Zeit flog.

Am Ende der mittlerweile nun schon achten Klasse hatte ich es geschafft und aufgeholt! In vielen mühsamen Stunden zu Hause am Schreibtisch, hatte ich den gesamten Lehrstoff – von Mathematik über Wirtschaft und Soziales bis hin zu Geografie und Geschichte – in mich aufgenommen und teils stur auswendig gelernt. Meine Leistungen waren wieder gut. So gut, dass man mich sogar fragte, ob ich die neunte Klasse nicht überspringen und in die Zehnte überwechseln wolle. Ich blieb, wo ich war. Ich hatte immer noch keine Freunde, aber das war mir mittlerweile egal, denn in unsere Klasse kam eine offensichtliche Außenseiterin – ein Punk! Ich fühlte mich magisch angezogen.

Eine, die wie ich nicht reinpasste, aber sich nicht daran störte. Das fand ich toll! Ich fing an, ihren Kleidungsstil nachzuahmen, trug vornehmlich schwarz und färbte meine Haare lila. Die eine Kopfhaarhälfte rasierte ich ab. Kerstin, meine neue Freundin, fand mich gut und so rebellierten wir gegen Gott und die Welt. Paradoxerweise waren wir die Klassenbesten, obwohl wir Hasch rauchten und andere Drogen zu uns nahmen, die auch mein Hungergefühl erfreulicherweise immer wieder betäubten. Kerstin kam aus München, lebte nun mit ihren Eltern in einer Vier-Zimmer-Wohnung und hielt sich eine Ratte als Haustier. Sie war spontan, frech, unberechenbar und trotzig. Trotzdem ließen ihre Eltern sie gewähren. Sie hatten es aufgegeben, Kerstin zu einem vorzeigbaren Mädchen erziehen zu wollen. Meine neue Freundin ließ sich nichts sagen und sie war durch und durch ein Punk aus Leidenschaft. Mir vertraute sie sich allerdings oft an und erklärte mir immer wieder im Brustton der Überzeugung, dass alle Spießer wären, außer wir natürlich. Das empfand ich auch so und war sehr stolz darauf. „Wir sind anders“, kommentierte ich, „reifer und lassen uns nichts bieten“. Kerstin wiederum fand es toll, eine Verbündete gefunden zu haben und ihr gefiel ebenso, dass ich sie nahezu kopierte. Ich nahm ihre lässige Haltung an, schaute mir die Coolness ab und ahmte ihre lockeren Sprüche nach.

Oft hingen wir nach der Schule ab. Sie mit ihrer Ratte auf der Schulter, ich neben ihr mit einem Bier in der Hand. Wir philosophierten, sprachen auch über meine Flucht. Redeten über das Leben an sich und waren in unsere Welt abgetaucht. Ähnlich wie bei Jana, konnte ich ihr alles erzählen. Ich sprach viel über meine Freundin aus dem Osten. „Weißt du", fing ich wieder an, „Jana ist ein toller Mensch. Wir waren immer zusammen", schwärmte ich weiter, „wie Schwestern! Oft fuhren wir in die Leipziger Innenstadt", lachte ich, über die Erinnerungen an unsere kleinen Streiche. „Wir sprachen ältere Damen an und baten um zwei Mark für eine Bratwurst. Wenn wir Erfolg hatten, kauften wir uns davon Lotterielose, die man bereits für eine Mark an den DDR-Lotterieständen überall in der Stadt erstehen konnte. Wir träumten vom großen Gewinn und was wir uns alles kaufen würden. „Gewonnen haben wir natürlich nie", erzählte ich lachend weiter, „oder die berühmten Intershops der Stadt. Dort gab es für Westmark tolle Sachen zu kaufen. Da wir aber kein solches Geld besaßen, lungerten wir vor den Läden herum, um die Geschäftsleute aus der BRD, die dort regelmäßig einkaufen gingen, mit unserem kindlichen Charme dazu zu bringen, uns ihr Wechselgeld zu geben. Manchmal funktionierte es und wir waren überglücklich, lachte ich weiter. Jana und ich fuhren auch zusammen ins Ferienlager, es waren herrliche Zeiten, immer auf der Suche nach einem potenziellen Freund. Oft waren polnische oder tschechische Austauschschüler im Lager. Die fanden natürlich unsere besondere Aufmerksamkeit. Wollten wir doch Brieffreundschaften, erste Küsse oder Dinge tauschen, die sie besaßen und die uns begehrenswert erschienen. Bunte Stifte, Schokolade, Bonbons oder Kassetten mit ausländischer Pop-Musik. Die Strenge im Ferienlager, die täglichen Fahnenappelle, das sozialistische Gedankengut der Erzieher und Aufsichtspersonen hingegen, nahmen wir in Kauf. Es war dennoch alles sehr aufregend und toll, schloss ich meinen Redefluss und vermisste Jana dabei sehr. Meine Gedanken jedoch blieben bei Jana und ich dachte noch mehrmals an diesem Tag intensiv an sie. Eigentlich waren Jana und ich sehr unterschiedlich. Jana hatte einen sozialistisch denkenden Vater, der sie entsprechend erzog. Immer wieder wurde ihr eingeflößt, dass es in der DDR doch gar nicht so schlecht sei, immerhin keine Arbeitslosen und die Mieten wären günstig. Janas Vater hatte insgesamt vier Geschwister und die Familie profitierte in seiner Jugend nahezu gänzlich vom DDR-Regime. Seine Mutter, Janas Oma, erhielt Auszeichnungen für gute Arbeit im Betrieb, zudem eine sehr große und schöne Wohnung im Ringbau in Leipzig und finanzielle Unterstützung für die Kinder, denn je mehr Nachwuchs es gab, umso besser für den Osten. Es gab kostenlose Schulbücher, freies Mittagessen, Ferienlager und Betreuung in Sportgemeinschaften, wie Volleyball oder Tischtennis, für den Nachwuchs am Nachmittag. Immer wieder betonte Janas Vater, dass er eine schöne Kindheit gehabt – und die DDR viel für sie getan habe. Er durfte studieren, wurde Ingenieur für Landtechnik, war danach erst Leiter eines großen Fuhrparks und später Sicherheitstechniker. Das wollte er jetzt an den Staat zurückgeben und ließ sich dementsprechend in seinem Betrieb für sozialistische Aufbauarbeiten eintragen. Er war der festen Überzeugung, dass es die DDR zu etwas bringen könne, wenn man nur mithalf und so musste auch Jana regelmäßig zum „Subbotnik“ an den Wochenenden mit ihm zusammen unentgeltliche Arbeiten in seinem Betrieb leisten. Sie musste überhaupt sehr eigenständig handeln, fand nach der Schule oft eine Einkaufsliste ihrer Mutter vor, musste aufräumen, kochen und den Haushalt auf Vordermann bringen. Fast alle Jugendlichen in der DDR waren „Schlüsselkinder“. Beide Eltern arbeiteten bis spätabends in den Betrieben. Wir gingen auch selbstständig unseren Kursen am Nachmittag nach. Jana wollte Schauspielerin werden und besuchte eine Arbeitsgemeinschaft der Darstellenden Kunst. Ich bewunderte sie oft dafür, denn sie hatte eine künstlerische Ader, schrieb Gedichte und spielte Theater mit großen Aufführungen. Ich war eher der verhaltene Typ, machte, was ich machen musste und ging in meiner Freizeit in den Kindergottesdienst. Das wiederum wurde nicht gerne gesehen in der DDR und ich musste so manchen Kommentar meiner Lehrer über mich ergehen lassen. Jana und ich diskutierten im stillen Kämmerlein oft über Politik, war sie doch – durch die Erziehung ihrer Eltern – das komplette Gegenteil meiner Einstellung. Sie war ein vorbildliches DDR-Kind, immer bemüht, es allen recht zu machen. Nichtsdestotrotz war ich ein gern gesehener Gast im Hause von Janas Eltern, auch weil sie paradoxerweise ein gutes Verhältnis zu meiner Mutter hatten, wenn man die Politik mal außen vor ließ. Sie waren sich sehr sympathisch und so pflegten wir unsere innige Freundschaft, indem wir täglich zusammen waren und uns von Herzen gut verstanden. Interessiert waren wir natürlich am anderen Geschlecht und so schnitten wir uns aus altem Jeansstoff kurze Röcke, die unsere Mütter dann zusammennähen mussten. Ich hatte bereits eine coole Clique ausfindig gemacht, tolle Jungs aus der Parallelklasse, die sich täglich bei mir hinter dem Haus zum Rauchen trafen. Unsere Wohnung lag nämlich nur drei Gehminuten von der Schule entfernt. Der Hof war von der Straße aus nicht einsehbar und daher ein beliebter Treffpunkt für Jugendliche aus unserer Schule. Jana und ich träumten davon, zu dieser Clique zu gehören und himmelten sie von Weitem an. Unsere Wohnung besaß einen Balkon, von dem aus wir natürlich immer

Einblick hatten, wann sich die Jungs trafen. Eines Tages wurden sie tatsächlich auf uns aufmerksam. Michael, einer der Jungs, forderte uns auf, zu ihnen herunter zu kommen und so kamen wir ins Gespräch. „Du bist die Daniela, richtig?", fragte er mich. Ich war begeistert, dass er sogar meinen Namen wusste und lächelte ihn an. Er hatte schwarze Haare und ein hübsches Gesicht, sein Lächeln war einfach toll und ich wurde immer aufgeregter. Michael fand mich anscheinend auch nett, denn fortan zog er es vor, mich nach der Schule zu besuchen. Ich fand mich cool. Jana war jedoch verhaltener und lange nicht so frühreif wie ich, denn nach ein paar Wochen blieb es nicht bei zarten Küssen zwischen Michael und mir, sondern wir übten uns im Petting. Eine tolle Erfahrung für mich! Bis jetzt hatte ich mit Jungs nur zarte Küsse ausgetauscht, der erste Zungenkuss war noch gar nicht so lange her. Aber ich war gierig, mehr zu erfahren, mehr zu wissen, was die Erwachsenen so machten und Sex war logischerweise ein allgegenwärtiges Thema zwischen uns Mädchen in der Schule. Nicht umsonst war das „Doktor-Sommer-Team" in der Bravo bei meinen Mitschülern heiß begehrt, wenn ich mal wieder ein Exemplar dieser Zeitschrift von meinem Vater zugeschickt bekam. Jana und ich stiegen – durch den Kontakt zu der Clique – auch im Ansehen unserer eigenen Klasse, denn mit Abstand waren die Jungs aus der Parallelklasse die coolsten Geschöpfe unter der Sonne.

Verliebt in einen Punk

Meine neue beste Freundin, nicht etwa Kerstin in Regensburg, sondern die Essstörung, pflegte ich weiterhin. Meine Eltern waren mit sich beschäftigt und merkten nichts. Eine nie gekannte Freiheit für mich! Wenn ich nicht gerade Drogen nahm, mit Lernen beschäftigt war oder mit Schlafen, stöberte ich durch die Supermärkte der Stadt. Wie viel Kalorien hat ein Joghurt? Welche Dinge machen mich schlank, welche fett? Ich wurde Profi in Sachen Kalorien und aß, wenn ich besonders gut war, eine Woche lang gar nichts, nur um dann von einer Fressattacke erfasst zu werden. Dann hasste ich mich! Versuchte zu brechen – leider ohne Erfolg! Anfang des zehnten Schuljahres wog ich schließlich nur noch zweiundvierzig Kilogramm und meine Mitschüler wurden aufmerksam. „Du bist aber dünn“, sagte Annette zu mir. „Hast du Magersucht?“ Ja, mittlerweile hatte ich die wahrscheinlich, aber niemand schien es zu interessieren. Also machte ich einfach weiter. Das letzte Schuljahr hatte angefangen. Meinen Abschluss würde ich bestehen. Meine Eltern versuchten alles, um aus der Sozialwohnung

herauszukommen, sparten, wo sie konnten und schließlich durften wir endlich umziehen! Was für eine Erleichterung. Wir zogen in eine Traumwohnung mit Wintergarten. Ich merkte erst dann, wie mir die drei Jahre in der kleinen Wohnung emotional geschadet hatten. So klein, so furchtbar! Jetzt hatte ich Raum für mich, ein eigenes Zimmer. Herrlich. „Einfach atemberaubend", stieß ich hervor und umarmte meine Eltern abwechselnd. „Ich kann es nicht fassen", lächelte ich meine Mutter glücklich an. „Wenn man sich bemüht, kann man hier viel erreichen", lachte mein Vater mit erhobenem Zeigefinger. „Sei du nur weiter so gut in der Schule, dann kannst du viel schaffen im Leben, hier hast du alle Möglichkeiten".
Ich war wirklich stolz auf beide und auch auf ihre Beziehung zueinander. Die schlimme Trennung hatte ihnen nicht geschadet, im Gegenteil, sie waren verliebt, wie am ersten Tag und zeigten das auch. Sie zogen gemeinsam an einem Strang und konnten so wahre Wunder bewirken. Sie hatten natürlich noch viele Träume, wie ein Eigenheim, aber das war noch in weiter Ferne. Ich war glücklich über unsere neue Situation mit der Wohnung und genoss es

fortan in vollen Zügen.
Natürlich blieb ich in der Punkszene, machte meine Schule zu Ende und lernte Ron kennen, einen Punk! Sexy, verrucht, einfühlsam und liebenswert. Es war sofort klar, dass wir ein Paar werden würden, wir zogen uns magisch an. Mit ihm erlebte ich mein erstes Mal, er war sehr zärtlich und es war wunderschön. Wir machten die Straßen von Regensburg unsicher, verliebt und händchenhaltend. Ich war glücklich. Freunde? Wer braucht die, wenn man einen Ron hatte. Ich war schwerelos vor Glück. Mit meiner Magersucht wurde es besser, weil es mir seelisch gut ging. Ron war ein leidenschaftlicher Punk. Von Anarchie und No-Future-Gedanken beseelt, bis zum künstlerischen Lebensstil, den er pflegte, war alles dabei. Und er hatte kreatives Potenzial, was ich bewundernswert fand. Wir saßen auf Wiesen und in Parks, tranken Dosenbier und schlechten Wein aus Pappkartons, während er seine Bilder malte. Manchmal zeichnete er auch mich. Die niedrige Frauenquote in der Szene, machte mich automatisch zu etwas Besonderem. Ich liebte das Leben an seiner Seite. Ein Schutzraum, wie ich ihn mir besser nicht vorstellen konnte. Durchgeknallte

Action, Gemeinschaft, Freiheit und Leidenschaft! Meine Eltern waren natürlich über mein – mittlerweile noch krasseres – Aussehen, geschockt. Ich war zu einem echt bunten Punk geworden. Ron hatte ich ihnen mit Absicht nicht vorgestellt, ich wollte noch mehr Stress vermeiden. „Musst du so rumlaufen?“, prangerte mich meine Mutter an. Mein Vater legte nach: „Du siehst furchtbar aus, wir schämen uns.“ Ich jedoch ließ sie nicht an mich heran. Mein Innerstes, meine Gedanken und Sehnsüchte, besprach ich mit Ron, Kerstin und natürlich Jana übers Telefon. „Du“, sagte Jana eines Tages, als wir mal wieder lange an der Strippe hingen, „ich muss deinen Ron unbedingt mal kennenlernen. Was hältst du davon, wenn ich dich besuchen komme.“

„Was?“, jubelte ich, „jederzeit gerne“. Meine Eltern waren ebenfalls einverstanden, hofften sie doch, mich von der Punkszene wegzubekommen, außerdem mochten sie Jana. Jana hatte immer schon sehr viele Fragen an mich über mein derzeitiges Leben als Punk, fand alles unheimlich spannend und wollte mich zudem keinesfalls ändern. Wir planten ihren Besuch für den kommenden Herbst und ich freute mich schon riesig darauf. So wie bei Kerstin und Ron, brauchte ich bei Jana niemanden darstellen und nichts beweisen, konnte vollständig ich selber sein. Im Alltag hatte ich nämlich stets das Gefühl, mich behaupten zu müssen. Es machte mich mürbe, der tägliche Kampf, oben zu bleiben, Leistungen zu liefern. Allein die Schuljahre hatten mich emotional so geschafft, dass ich mich noch nicht davon erholt hatte. Früh hatte mir mein Vater eingetrichtert, ich dürfe im „Westen“ nie versagen, sollten wir einmal dort leben. „Wenn man nicht an vorderster Front mitschwimmt“, sagte er oft, „hat man verloren“. Ich habe das dermaßen verinnerlicht, dass ich – Punk oder nicht – immer um Anerkennung und Erfolg kämpfte. Ich konnte einfach nicht anders. Mein Freund Ron war da von anderem Kaliber, dafür liebte ich ihn. Er hatte eigene Vorstellungen vom Hier und Jetzt, den inneren Druck, den ich stets spürte und nachdem ich mich richtete, kannte er nicht. Seiner Meinung nach waren alle, die schicke Autos fuhren und gutes Geld im Job verdienten, seelenlose Spießer. Dass ich mich derzeit rumtrieb, noch keine Arbeit in Aussicht hatte und nicht wusste, was ich eigentlich beruflich machen wollte, brachten mich oft zum Verzweifeln. Ron konnte ich mit solchen banalen Dingen nicht kommen. Das war klar. Er hatte allerdings auch seine Kampfhaltung, nur war die meilenweit von meiner entfernt. Oft sagte er zu mir: „Püppi – gegen Autorität und Missstände müssen wir ankämpfen“ – und ballte die Hand zur Faust. Diskriminierende Strukturen prangerte er an und aggressive Musik nutzte er als Ventil. Er war mir gegenüber ein Romantiker, gestaltete aber auch die Szene aktiv mit. Wir hatten eine gute Zeit zusammen. Natürlich war ich nur ein Mitläufer, so richtig identifiziert habe ich mich nie, war eher ein Mode-Punk! Sicher, ich wollte Rebellion. Hatte immer noch – und vor allem immer wieder – irrsinnige Wut im Bauch. Gegen vieles! Auch gegen meinen Vater. Ich hatte bis jetzt nie mit ihm über seine Flucht in den Westen gesprochen. Dazu fehlte mir der Mut. Er war eine Autoritätsperson für mich. Der Schock über seinen Alleingang verebbte nie und grub sich tief in meine Seele. Er war einfach nicht die Vaterfigur, die ich mir erträumte und noch immer hatte ich psychisch damit zu kämpfen. Mit Ron sprach ich über solche Dinge nicht. Ich war mir sicher, kein

Verständnis zu finden und wollte zudem unser kleines Familiengeheimnis für mich behalten. Ron war ohne Vater aufgewachsen und hatte zu seiner Mutter nur sporadisch Kontakt. Er haderte nicht mit seiner Vergangenheit, er fand es auch nicht verwerflich, nicht zu wissen, was seine Mutter und Familie so machten. Er lebte völlig frei von diesen Dingen und gestaltete sein Leben, wie er es für richtig hielt. Er ruhte in sich und war mir daher ein echtes Vorbild, kraftvoll und stark. Denn oft beschäftigte ich mich mit meiner Vergangenheit, hatte im Alltag Komplexe, fühlte mich innerlich leer und ausgelaugt. Wusste nicht so recht, was mit mir anzufangen war, war zwiegespalten, mit mir selbst nicht im Reinen und dadurch verwundbar. Ich hing mich an Ron wie eine Ertrinkende, er war mein rettender Anker und ich merkte nicht, wie ich mehr und mehr in Abhängigkeit zu seiner Person geriet. Ich ließ mich mit ihm treiben und verdrängte somit alle Sorgen über meine Zukunft, denn derzeit wohnte ich ja noch bei meinen Eltern und Ron schnorrte ein bisschen Geld zusammen, so kamen wir über die Runden. Wir verstanden uns einfach gut. Oft erzählte ich Ron, wie sehr die Punks in der DDR angefeindet wurden. Denn es gab auch im Osten Punks. Dort gab es aber keine Möglichkeiten der Entfaltung, denn vom Staat wurden sie drangsaliert und von den Bürgern schlichtweg abgelehnt, angespuckt und verspottet. Eltern bekannten sich nicht mehr zu ihren Kindern und es gab sogar Verhaftungen. Ron wollte das nicht glauben. „Püppi", meinte er, "das ist ja der helle Wahnsinn bei euch da im Osten, das sollte mal einer mit mir machen, dem würde ich es aber zeigen", schloss er. Ich erzählte weiter, wie unsere Punks in der DDR die Musikband „Depeche Mode" verehrten und mit hunderten von Glitzersteinen den Bandnamen auf ihre Jeans oder ihre Lederjacke in großen Lettern schrieben. Überhaupt, wer eine Lederjacke hatte, war der Allercoolste. „Wir haben die Punks gut gefunden, Jana und ich", sagte ich. „Wir fanden sowieso alles cool, was anders war und auffiel im tristen Grau." Ich ertappte mich oft genug dabei, wie ich mit Wehmut im Herzen an meiner Vergangenheit hing. Ich vermisste mein altes Leben irgendwie immer noch. Natürlich wollte ich nie wieder im Osten leben, aber ich konnte einfach nicht verarbeiten, dass ich damals so abrupt aus allem herausgerissen wurde.

So sehr ich Ron liebte, so sehr traf es mich, als er schließlich einfach so Schluss machte mit mir. Es kam überraschend und völlig unerwartet. So gelassen, wie er einerseits war, so schnell war er auch in seinen Entscheidungen. Fassungslosigkeit ergriff mich! Ich heulte mir die Seele aus dem Leib. Seine Begründung war fadenscheinig. Er würde mich einfach nicht mehr lieben, mich seine „Püppi", müsse sich neu finden. Ich verstand die Welt nicht mehr. Ich hatte ihn so gern und dachte, wir gemeinsam sind ein Team. Weit gefehlt! Er sah es nicht mehr so. Wollte auch nicht diskutieren, aufarbeiten oder Gespräche führen. Für ihn war die Entscheidung klar. Ich heulte und heulte. Wie konnte er nur. In der Szene hatte ich – außer ihm – nur noch Gerd und Udo. Zwei irre Punks, die meine Freunde geworden waren. Sie versuchten, mich zu trösten und ich sprach mich bei Ihnen aus. Sie verstanden Ron genauso wenig und Udo sagte immer wieder, was für ein schönes Paar wir doch gewesen waren. Nun fühlte ich mich völlig aus dem Leben gerissen, jetzt, wo ich meinen Anker plötzlich nicht mehr hatte. Unbewusst habe ich mich mit Ron dermaßen identifiziert, dass ich seine Gedanken und Gefühle angenommen hatte. Seine Sichtweise auf die Dinge und natürlich den Alltag, der aus Gammelei und Nichtstun bestand. Was sollte denn nun aus mir werden? Ich zog mich zurück und schrieb viel Tagebuch, vertraute mich Jana in Leipzig an und schrieb ihr ellenlange Briefe. Jana war eine gute Zuhörerin und verstand es bestens, mich wieder einigermaßen aufzubauen. Jana hatte zwischenzeitlich einen festen Freund gefunden, mit dem sie zusammengezogen war. Sie vertrat die ehrliche Meinung, dass Ron mich nicht wirklich geliebt habe, wenn es für ihn so leicht sei, einfach Schluss zu machen. Es tat weh, aber ich musste der Tatsache ins Auge blicken. Es wird wohl so gewesen sein. „Weißt du", schrieb mir Jana, „eines Tages wirst du deinen Seelenverwandten finden. Diese Person wird dich auf Händen tragen, glaube mir. Ich weiß, du fühlst dich furchtbar, aber du musst dich jetzt um deine Zukunft kümmern. Was du machst und vor allem, wer du sein möchtest", schloss sie ihre Zeilen. Ich schrieb ihr daraufhin von meinen schlimmen Heulattacken, meiner Schlaflosigkeit, meinen Stimmungsschwankungen und

Zukunftsängsten. Ja, ich verfiel sogar in eine Depression, die mich völlig lahmlegte. Ich hatte zu nichts mehr Lust, vertrödelte meinen Tag und schloss mich in meinem Zimmer ein. Ihren Besuch bei mir verschoben wir nun, da sie Ron ja nicht mehr kennenlernen konnte und ihrerseits auch eine Ausbildung zur Restaurantfachfrau angefangen hatte. Jana wusste, besser als ich, wohin ihr Weg führte und hatte sich für Beruf und feste Beziehung entschieden. Sicherlich würde sie früh Mutter werden und heiraten. Irgendwie wussten alle, außer ich, wie sie leben wollten. Ich wusste gar nichts mehr! Suhlte mich in meinem Selbstmitleid und verbrachte so einige Wochen. Meine Eltern ließ ich nicht an mich heran und kümmerte mich weder um den gemeinsamen Haushalt noch um das Essenkochen, was nach wie vor nicht meine Lieblingsbeschäftigung war. Noch immer aß ich wenig und mein Leid verstärkte dies zusätzlich.

Studium in Passau

Schließlich beschloss ich, von einem auf den anderen Tag wieder „ich“ zu werden. Zog wieder Levis-Jeans an und färbte meine langen Haare blond. Ich gab ein ganz hübsches Bild ab. Ich wollte nun ein normales Leben führen und trug mich mit dem Gedanken, in Passau Betriebswirtschaft zu studieren. Ein solches Studium stellte ich mir fantastisch vor. So schlug ich gleich zwei Fliegen mit einer Klappe. Mein Vater würde unheimlich stolz auf mich sein und ich würde zudem die Weichen für meine Zukunft stellen. Sicher bekam man als Studierte später mal gute Jobs. Ich gab wieder dem inneren Druck nach, den Anforderungen gerecht zu werden, die man an mich stellte. Lange genug hatte ich mit Ron meine Zeit vertan, wenn auch mit vielen tollen Momenten und Erinnerungen. Ich musste immer noch schlucken, wenn ich daran dachte. Meine Idee mit Passau kam nicht von ungefähr, denn ich hatte wieder zarte Bande geknüpft. Daniel! Für Liebe war in meinem Herzen noch kein Platz, aber er war sehr nett und tat mir gut. Wir hatten uns in Regensburg in einem Café kennengelernt. „Schönen

Frauen lasse ich gerne den Vortritt", sagte er galant, als er vor mir in der Reihe stand. Wir scherzten miteinander und er erzählte, dass er aus Passau käme und nur zu Besuch in Regensburg sei. Daniel war ein Unternehmer, er besaß eine eigene Bäckerei in seiner Heimatstadt, was mich schwer beeindruckte. Schließlich war er ja noch so jung. So begann unsere Romanze, ganz, ganz langsam. Da ich sowieso im Leben auf der Suche war, kam mir die Idee mit dem Studium in Passau relativ schnell. Daniel war begeistert und machte mir sogar den Vorschlag, in seine Wohnung mit einzuziehen, sozusagen als Wohngemeinschaft. Gesagt, getan. Mit dem Studienplatz in der Tasche zog ich um. Nun lebte ich wieder das komplette Gegenteil als in meinen Punk-Zeiten. Daniel verehrte mich und obwohl ich ihm keine Liebe schenken konnte, mochte ich ihn doch sehr. Er war groß, blond – hatte schulterlanges Haar – und eine gepflegte Erscheinung, dazu gut gebaut und liebenswürdig. Daniel war bestrebt, seinem Leben weiterhin einen Sinn zu geben und noch mehr zu erreichen. Er arbeitete viel und gerne, vergaß dabei aber nicht, unserer frischen Beziehung, die erste Knospen schlug, Raum zu geben. Daniel kümmerte sich rührend um mich, was mir letztendlich doch sehr guttat. Ich führte ein richtiges Studentenleben. Tagsüber Uni, am Wochenende jobbte ich in Daniels Bäckerei und ansonsten hatte ich viel Freizeit. Ich pflegte wieder meine Essstörung. Meine liebe Freundin war mir nie abhandengekommen. Ich hatte wieder genug Zeit, die Auslagen der Supermärkte zu studieren, Kalorien zu zählen und abzunehmen. Meine Eltern waren glücklich, dass ich ein rechtschaffenes Leben führte, mochten Daniel sehr. Er war ein cooler Typ und war verliebt in mich. Was wollte ich mehr? Die Uni ging mir gut von der Hand, auch hier lernte ich wieder wie besessen. Mathe und Englisch waren wichtige Grundlagen für mein Studium. Ich war unheimlich stolz, dass ich Englisch mittlerweile fließend beherrschte.

Als Studentin lernte ich in Passau schnell viele Leute kennen. Kultivierte, kritische und auch sehr offene, andere Studierende. In der Mensa gab ein Wort das andere und man traf sich abends in Bars oder Clubs. Die Altstadt bot dahingehend viel, denn alle Angebote waren auf Studenten ausgerichtet. Passau war sehr lebendig und brachte meinem Alltag viel

Abwechslung. Das Daniel aufgrund seiner Bäckerei sehr früh aufstand, kam mir entgegen. So zog ich abends oft alleine los und genoss ein selbstbestimmtes Leben und meine Freiheit. Ich achtete natürlich immer darauf, meinen neuen Freunden nicht allzu viel von mir zu erzählen. Ich hatte keine Lust dazu, die ewig Geflüchtete aus dem Osten zu sein. Ich wollte auch nicht von meinen Zeiten als Punk erzählen. Eigentlich wollte ich Oberflächlichkeit. Unbewusst war mir klar, dass ich in Passau nicht bleiben würde. Dennoch war mir das Studium wichtig und sollte selbstverständlich abgeschlossen werden. Was mit Daniel dann werden würde, nun darüber dachte ich nicht viel nach. Ich lebte im Hier und Jetzt und konzentrierte mich auf das Lernen. Ich hatte eine gut durchdachte Tagesordnung. Abends ging ich aus, wenn ich wollte oder erholte mich. Doch nach knapp einem Jahr sprach Daniel plötzlich von Kindern und vom Heiraten. Ich fühlte mich viel zu jung dafür und ließ ihn abblitzen. So rechtschaffen war ich nun auch wieder nicht! Und zu jung natürlich. Liebe, wie bei Ron, war bei mir – auch nach zwölf Monaten – leider nicht eingetreten, ich sah es eher als Zweckgemeinschaft. Daniel spürte das und zog sich mehr und mehr zurück. Sicherlich wollte er sich selber schützen. Mein Studentenleben jedoch war aufregend und bereichernd. Ich merkte nicht, wie die Zeit flog und so kam es schließlich, wie es kommen musste, unsere – auf wackelnden Füssen stehende Beziehung – zerbrach. Ich musste mir eingestehen, dass ich ohne Liebe, einfach nicht weitermachen konnte und obwohl ich Daniel sehr dankbar war, wollte ich doch – nach Ende meines Studiums – wieder Single sein. Ich hatte unserer Beziehung nie wirklich eine Chance gegeben, was sehr traurig für Daniel war, aber leider nicht zu ändern. Daniel ließ mich erfreulicherweise weiter in unserer gemeinsamen Wohnung wohnen, bis ich den Abschluss machte. Er benahm sich ziemlich fair und – obwohl er sicherlich litt – ließ er mich das nicht spüren. Er war nach wie vor nett und aufmerksam zu mir. Ein toller Charakter, ich wünschte ihm nur das Beste. Eine Frau, die zukünftig sein Leben mit ihm teilte, die ihn schätzte und liebte und mit der er Kinder haben konnte. Ich war dazu nicht bestimmt. Er hatte die Weichen für seine Zukunft längst gestellt, war durch die Bäckerei finanziell unabhängig und wollte diesen

Weg auch weiterführen. Wieder einmal bewunderte ich mein Umfeld, wo alle wussten, was sie zukünftig machen wollten und wohin das Leben sie trug. Nur ich sprang von einem zum anderen Ziel und war mir stets uneins, was aus mir werden sollte. Oft war ich innerlich zerrissen, jetzt, da ich hier im Westen alle Möglichkeiten hatte, trug mich das Leben doch wie ein Blatt durch den Wind. Ich hatte mich an Ron gehangen, später an Daniel und dennoch verebbte die Zukunftsangst nie.

Nach Beendigung meines Studiums zog ich daher alleine zurück nach Regensburg und bewarb mich in einer führenden Marketingagentur. Bekam einen schicken Firmenwagen und war oft und gerne in verschiedenen Städten Deutschlands unterwegs. Ich sprach schon lange keinen Dialekt mehr. Nun hieß es, Geld verdienen. Der Job machte mir großen Spaß und ich war kaum zu Hause. Mittlerweile fünfundzwanzig Jahre alt, fühlte ich mich jung, attraktiv und kokettierte auch schon mal mit meinem Äußeren. Nur mein Körper war mir nie dünn genug. Nackt mochte ich mich nicht sehen. Ich zerrte oft an meinen Armen und Beinen, als ob das Fett dort von alleine verschwinden würde, schüttelte meinen Körper, den ich hasste und steckte ihn in viel zu große, warme Klamotten, um nicht ständig zu frieren. Immer noch hatte ich Probleme mit dem Essen, mal waren es gute Tage, mal schlechte. An den guten nahm ich gar nichts zu mir und freute mich abends im Bett über den nach innen gewölbten Bauch.

Bewegte Zeiten

Ich begann, verheiratete Männer zu treffen. In allen Städten, in denen ich in schicken Hotelzimmern meiner Marketingagentur wohnen durfte, hatte ich Herrenbesuch. Es war der ultimative Kick! Ich lernte sie in Bars und Restaurants kennen, machte mir einen Spaß daraus, dass keiner vom anderen wusste und dass sie bereits vergeben waren. Ein Hang zu älteren Männern stellte sich ein. Sie waren berauscht von mir, bedienten sich meines Körpers, mit dem ich auf Kriegsfuß stand und genossen es, wenn ich keine Forderungen stellte und sie nach dem Sex nach Hause schickte. Sie luden mich in schicke Locations ein, gaben mit mir an und ich spielte eine Rolle, die mir selbst fremd war. Es gab mir ein unheimliches Machtgefühl, wenn ich zwischenzeitlich bis zu sechs Männer gleichzeitig hatte. Mir waren ihre Frauen egal, die abends auf ihre Männer warteten und sie bemitleideten, weil sie „Überstunden" im Job machen mussten. Mir war egal, ob es gute oder schlechte Beziehungen waren, ob Kinder eine Rolle spielten und ob die Männer unter ihrem Fremdgehen litten oder nicht. Ich versuchte,

mich zu betäuben, spürte nichts, als sie keuchend und stöhnend schworen, sie hätten noch nie so eine sexy, junge Frau im Bett gehabt. Männer! Oft waren sie mir suspekt, der Sex meist hart und ohne Gefühl. Mein zarter Körper, meine Statur, waren nicht darauf ausgelegt. Trotzdem gab es mir etwas, denn sie fraßen mir aus der Hand. So lief es einige Zeit. Ich erzählte niemanden davon, genoss das Hier und Jetzt. Achtete natürlich immer darauf, dass die Herren auch etwas darstellten, beruflich erfolgreich waren und Geld besaßen. Das war mir wichtig! So fiel mir auch Heinz auf, unser Abteilungsleiter in der Marketingagentur. Er hatte es weit gebracht, war mein Boss und zwanzig Jahre älter als ich. Er sah nicht besonders gut aus, von großer Statur, bereits graumeliert, nicht klassisch attraktiv. Ich spielte mit dem Feuer, flirtete mit ihm und genoss seine Zuneigung. Längst hatte ich bemerkt, dass ich ihm auffiel. Gut für mich, gut für ihn! Er hatte unglaublich großen beruflichen Erfolg. Erfolg macht sexy. Er wusste, wie man Frauen beeindruckte und irgendwann gingen wir gemeinsam aus.
Muss ich erwähnen, dass es das nobelste Restaurant der Stadt war? Er hatte reich geerbt und

eine sehr gut bezahlte Arbeitsstelle. Heinz hatte kein Problem damit, dass er mein Vorgesetzter war. Das gab er mir zu verstehen. Nun, ich auch nicht! Beide Single – war das Leben nicht schön? Wir wurden ein Paar. Ich seine Prinzessin. Er war für mich Vaterfigur und Vaterersatz in einem. Gab mir ein großes finanzielles Sicherheitsgefühl. Heinz legte mir die Welt zu Füßen und ich fühlte, ich hatte es geschafft! Ich, Daniela, hatte nun einen netten Mann an meiner Seite, der mir das Leben so angenehm wie möglich gestaltete.
Meine Eltern hatten es mittlerweile zu etwas gebracht und mit viel Fleiß und Arbeit ein schönes Haus ihr Eigen nennen können. Es gab genügend Zimmer, einen Proberaum für die Musik meines Vaters, die er leidenschaftlich weiterverfolgte sowie einen großzügigen Garten. Idylle pur – am Rande von Regensburg! Dorthin zog ich Heinz eines Tages. Er sollte meine Eltern kennenlernen. Meine Mutter arbeitete schon seit einiger Zeit in einer florierenden Stadt-Apotheke und mein Vater in einer erfolgreichen, großen Firma für Baustoffhandel. Beide immer darauf bedacht, dass es ihrer Tochter gut ging, öffneten sie ohne Vorurteile

die Tür. Ich hatte nicht erwähnt, dass er zwanzig Jahre älter war und sah zunächst in erschrockene Gesichter. Heinz jedoch, sehr empathisch und fürsorglich, schlich sich in die Herzen meiner Eltern. „Machen Sie Musik?“, fragte er meinen Vater, als er durch das Haus geführt wurde und den ausgebauten Keller begutachtete. Mein Vater bejahte. „Ich auch“, stieß Heinz erfreut hervor. Damit hatte er es bei meinem Vater geschafft. Beide spielten zukünftig nun oft zusammen, führten intensive Gespräche und tranken das eine oder andere Bier. Meine Mutter hatte anfangs Bedenken, aber Heinz konnte auch sie mit seinem Charme überzeugen. Ich ließ mich hineinfallen in diese Beziehung, fühlte mich angekommen und umsorgt. Ich zog ziemlich schnell zu Heinz in sein Luxus-Appartement, wo Haushälterinnen und Putzfrauen sich die Klinke in die Hand gaben. Ich brachte mich als Frau wenig ein. Heinz hatte einen exklusiven Geschmack und wir ließen uns Speisen kommen oder fuhren in vornehme Restaurants der Stadt. Meine Abneigung gegenüber Mahlzeiten an sich, konnte ich anfangs geschickt vor Heinz verbergen. Ein Phänomen war, das sich die Essstörung im Rahmen hielt, sobald ich mich sicher und wohl fühlte. Das war bei meinem Heinz absolut der Fall. Nun, da meine Eltern Heinz zu akzeptieren schienen, waren meinem schönen Leben keine Grenzen gesetzt. Er überhäufte mich nicht nur mit teurem Schmuck und gab den Ton in unserer Beziehung an, sondern schenkte mir zu meinem großen Erstaunen, auch eine Reise nach Nepal. Ich war überwältigt und flog in seine Arme: „Heinz, ich danke dir, ich freue mich ja so“, stieß ich atemlos hervor. „Nicht doch, Prinzessin“, antwortete er lachend, „gerne, ich freue mich doch auch“. Nun konnte ich den Beginn des großen Abenteuers nicht mehr erwarten. Die Reise wurde intensiv mit meinen Eltern besprochen, da auch sie recht reiselustig waren und am liebsten mitgekommen wären. Es war so wunderbar, dass ich nun an Heinz’ Seite die Welt kennenlernen konnte. Keine Beschränkungen und keine Reiseverbote, wie damals in der DDR. Ich las viel über unser Reiseziel und bereitete mich optimal vor. Nepal liegt zwischen Indien und Tibet. Auch der Hinduismus sowie der Buddhismus interessierten mich brennend. In Asien war ich noch nie gewesen, war überhaupt nach dem Zusammenbruch der DDR noch nicht weit gereist.

Heinz hatte große Erfahrung und erzählte mir im Vorfeld viel über Nepal. Trotzdem erlitt ich einen Schock, als wir in Kathmandu ankamen. Armut und Verfall, erwarteten mich. Dreck und Staub verpesteten die Luft und zahlreiche Müllberge störten das Straßenbild. Menschen über Menschen, buntes Treiben und ein hohes Verkehrsaufkommen mit Taxis und Motorrädern flößten mir Angst ein. Der Trubel der Großstadt wurde mir schnell zu viel. Heinz lachte nur. Er fuhr mit mir zu Tempelanlagen, die in ihrer puren Schönheit überwältigende Götterfiguren beherbergten und zeigte mir das Land auf seine Weise. So begann ich schließlich auch, zwischen der Armut der Bevölkerung, dem Hunger der Menschen und all dem Chaos, Schönes zu entdecken. Ich betrachtete mit Entzücken die bunten Sari's der nepalesischen Frauen, die prachtvollen, einzelnen Häuserfassaden, hörte die Bollywood-Musik, die aus verschiedenen Läden ins Freie schwirrte. Zudem freute ich mich sehr auf das Kathmandutal und den Himalaya, mochte ich doch die Natur immer schon ganz besonders. Als wir schließlich auch dort ankamen und den schneebedeckten Achttausender im Sonnenlicht sahen und die

atemberaubenden Gebirge und Täler von Kathmandu, war es um mich geschehen. Ich erlebte eine faszinierende Reise mit unschätzbaren, wertvollen Begegnungen und purer Lebensfreude der einheimischen Bevölkerung, obwohl sie so wenig besaßen. Eine weitere große Herausforderung war jedoch das Essen für mich. Es gab für uns alles, was das Herz begehrte. Gut gewürzte, bunte, vegane Speisen, die den Gaumen erfreuten. Es war das erste Mal, das Heinz auf mein gestörtes Essverhalten aufmerksam wurde. Meine Angst, während unseres Urlaubaufenthaltes zuzunehmen, erdrückte mich. So nahm ich hier und da ein wenig, ließ Mahlzeiten komplett aus oder erfand Geschichten, warum ich nicht aß. „Schmeckt es dir denn so gar nicht in Nepal?“, runzelte Heinz die Stirn. Er selbst langte ordentlich zu. Noch konnte ich es ihm nicht sagen, wollte mein kleines Geheimnis für mich behalten. Wie viele Jahre ging das nun schon so? Ich konnte mich kaum erinnern, wann ich das letzte Mal normal gegessen hatte. Schlussendlich musste ich es ihm eines Tages beichten, wenn ich mit ihm zusammenbleiben wollte. Aber noch konnte ich es nicht.
Zurück aus dem herrlichen Nepal, beschloss

ich, mich beruflich zu verändern. Der eine oder andere Kollege ließ spitze Bemerkungen fallen über Heinz und mich, was mir nicht behagte. Mir war das nicht gleichgültig, ich bemerkte zudem dass mich einige in der Marketingagentur mieden, nur das Nötigste mit mir sprachen. Ich wollte neu beginnen! Heinz sollte seinen Job ohne mich weiterführen können, in Ruhe. Ich besprach mich mit ihm. Er fand es unnötig, aber ich setzte mich diesmal durch. Ich kündigte also meine Arbeitsstelle, wohl wissend, dass ich in kürzester Zeit etwas Neues gefunden haben würde. So bewarb ich mich bei einer bekannten und erfolgreichen Designerfirma als Assistentin der Geschäftsleitung. Wurde zum Vorstellungsgespräch geladen, überzeugte und hatte den Job. Das Gehalt ermöglichte mir den ein oder anderen Wunsch und so kaufte ich mir schon bald ein nagelneues Cabriolet. Die Arbeit war herausfordernd, ich kniete mich richtig hinein, wollte schnell viel erreichen und mich unentbehrlich machen. Nun kam mir mein Englisch zugute. Unsere Firmen-Meetings waren stets international und natürlich in dieser Sprache. Ich lernte neue, nette Kollegen kennen und war bald sehr anerkannt. Meine Hauptaufgaben beliefen sich über Pressearbeit, bis hin zur Organisation von Firmen-Events sowie eben alle Aufgaben, die eine Assistenz der Geschäftsführung können sollte. Und ich konnte es! Es machte Spaß. Nun sah ich Heinz fast nur noch an den Wochenenden. Wir nutzen unsere gemeinsame Zeit, um beieinander zu sein und frühstückten sonntags ausgiebig im Bett. Immer noch zuvorkommend, schenkte mir Heinz in regelmäßigen Abständen echte Diamanten, wunderschöne Ohrringe oder Ketten. Ich trug sie mit Stolz. Stets war ich top gestylt. Alle Komponenten meiner Kleidung harmonierten miteinander. Meine Kollegen bewunderten meinen zur Kleidung passenden Schmuck. Irgendwann beschlossen Heinz und ich zu heiraten. Drei wundervolle Jahre waren ins Land gegangen, in denen wir unsere Liebe lebten und glücklich waren. Wir sprachen mit meinen Eltern darüber. Heinz, der stets ein willkommener Gast im Hause meiner Eltern war, hielt klassisch bei meinem Vater um meine Hand an. Meine Eltern waren einverstanden. Unserem Lebensniveau angepasst, sollte es eine große und prunkvolle Hochzeit werden. Wir sprachen mit dem vornehmsten Hotel der Stadt und mieteten den Saal für etwa hundert Gäste. Heinz ließ sich das Ganze viel kosten und engagierte einen Hochzeitsplaner. Dementsprechend pompös fielen die Vorbereitungen aus. Die Vermählung fiel auf einen Samstag. Als Motto hatten wir uns, individuell nach unserem Geschmack, „Peace and Love“ ausgesucht. Alle Farben waren in Weiß und Rosa gehalten. Mein Hochzeitskleid, mit Schleier und Spitze besetzt, hob meine zarte Figur schmeichelhaft hervor. Die standesamtliche Trauung war einer der schönsten Momente für mich. Zum Abschluss ließ man für uns weiße Tauben steigen. Die anschließende Hochzeitsfeier, untermalt mit klassischer Musik zum einen, aber auch Rock Musik zum anderen, zauberte ein Lächeln auf die Gesichter der zahlreichen zufriedenen Gäste. Mein Vater und Heinz ließen es sich nicht nehmen, eine gut einstudierte Musikeinlage zum Besten zu geben. Der künstlerische Geist meines Angetrauten machte mich unsagbar stolz. Anschließend wurde das Hochzeitsmenü serviert. Über köstlichen Salat an Himbeer-Vinaigrette, bis hin zu erstklassig gegrilltem Lachs und zartrosa Cupcakes als Dessert, wurden den Gaumenfreuden keine Grenzen gesetzt. Es war eine exzellente Feier, über die wir noch lange sprachen. Ich fühlte mich angekommen und voller Liebe zu meinem Heinz. Endlich hatte ich meine Bestimmung gefunden. Wir würden es gut haben, er und ich. Gemeinsam durchs Leben schreiten, tolle Reisen unternehmen, das Leben genießen. Geld würde eine untergeordnete Rolle spielen, da genug davon da war. Stolz erfüllte mich. Ich sah diesmal mit leuchtenden Augen in die Zukunft und freute mich auf die kommenden Jahre. Meine Essstörung und mein mittlerweile ausgeprägter Hang zu Sportaktivitäten, verdrängte ich. Ich joggte nämlich seit Längerem jeden Morgen vor dem Frühstück wie eine Besessene kilometerweit und wusste nicht, warum. War zufrieden mit mir, wenn ich danach fast zusammenbrach.

Wundervolle Denise

Doch der Alltag kehrte viel zu schnell zu uns zurück und mit ihm eine neue Kollegin, Denise. Sie war, wie ich, aus dem Osten und wir verstanden uns auf Anhieb. Denise trug einen jugendlichen Schick, einen feschen Kurzhaarschnitt und hatte in etwa meine Körpergröße von Einmetereinundsiebzig. Zudem waren wir gleich alt. Was hatten wir uns nicht alles zu erzählen. Wie war sie nach Regensburg gekommen, wo lebten ihre Eltern und wie war es ihr ergangen, damals in der DDR? Beide mochten wir die Sängerin Nena und hörten immer noch viel und gerne ihre Musik. Denise pflegte eine sehr intensive Beziehung zu ihren Eltern, fuhr oft nach Hause nach Gotha und hatte derzeit keinen Freund. Sie war musikalisch begabt, spielte erstklassig Gitarre und sang mit engelsgleicher Stimme. Ich fühlte mich sehr zu ihr hingezogen und so wurden wir Freunde. Sehr schnell stellte ich ihr Heinz vor und sie verstanden sich blendend. Es war wie damals mit Jana. Eine Seelenverwandtschaft, die ich so sehr vermisst hatte. Ich blühte richtig auf und freute mich noch mehr als sonst, täglich in die Arbeit zu fahren. Wir waren die beiden Ossi-Mädels, wie die Chef-Etage uns scherzend nannte. Denise arbeitete bei uns in der Abteilung für internationale Partneragenturen und ich bewunderte ihre Gabe, sich sehr schnell und unkompliziert einen Namen zu machen. Sie war mindestens genauso strebsam wie ich.

Ich arbeitete und plante schon lange an unserem Sommer-Firmen-Event. Dieses Jahr sollte es eine sechstägige Reise nach Paris werden. Unsere Chefs ließen sich nicht lumpen. Diejenigen, die in unserer Firma das Sagen hatten, sollten mitfahren, aber auch besondere Mitarbeiter und einzelne Partner, von denen man sich eine gute Zusammenarbeit versprach. Mein Organisationstalent kam mir zugute. Und so plante ich die Busanreise mit dem mir zugesagten Budget im Luxus-Liner, bis hin zu einem angesagten Designerhotel im Herzen der Stadt. Ich freute mich unglaublich, als Denise und ich zum Event eingeladen wurden, was ja einer besonderen Auszeichnung gleichkam. Paris – wie freuten wir uns! Da ich auch die Zimmeraufteilung innehatte, schrieb ich kurzerhand Denise und mich in ein Appartement ein. An einem sonnigen Morgen fuhren wir los. Mit

ausreichend Pausen und viel guter Stimmung, kamen wir schließlich in der Stadt der Liebe an. Mein erster Blick erhaschte kreative Straßenkünstler, romantische Cafés und verschnörkelte Metro-Eingänge. Ich hatte ebenso die Ausflugstouren unserer Firma geplant und freute mich auf die kommenden Tage. Der Eiffelturm wollte bestiegen werden, eine Flusskreuzfahrt auf der Seine und eine privat geführte Stadtrundfahrt sollten ebenfalls mit dabei sein. Wir checkten zunächst im Hotel ein und ließen uns anschließend in den zahlreichen hübschen Pariser Straßen treiben. Denise und ich waren wie Pech und Schwefel, wir bemühten uns immer um Alleingänge, seilten uns von den anderen Kollegen so gut es ging ab.
Wir wollten Persönliches bereden und ausgiebig dabei lachen. Überhaupt war das Lachen unser gemeinsames Geheimnis. Wir teilten den gleichen Humor und ich hielt mir oft den Bauch, um nicht zu ersticken, wenn Denise mal wieder einen lustigen Witz zum Besten gab. Geschafft von der langen Busfahrt, wurde der Abend im Hotel nicht lang und nach einem gemeinsamen Absacker an der Hotelbar, gingen alle auf ihre Zimmer. Wir auch. Trotz

Erschöpfung und Müdigkeit, quatschten wir bis tief in die Nacht und mahnten uns gegenseitig, endlich zu schlafen, weil es morgen viel zu erleben gab. Wir löschten das Licht und lagen im Dunkeln, auf den Schlaf wartend. Ich war irgendwie seltsam aufgeregt und konnte lange nicht einschlafen. Denise erging es wohl ähnlich, denn plötzlich spürte ich ihre Hand in meiner. Eine nie gekannte Wärme und Empfindung überspülte mich. Mit Denise war ich einfach ich, konnte ihr alles erzählen. Sie verstand alle meine Gefühle und Empfindungen. Ich war dankbar, eine solch tolle Freundin gefunden zu haben. Glücklich schlief ich endlich ein und wir hielten uns die ganze Nacht an den Händen. Die nächsten Tage wurden wundervoll, alles klappte wie am Schnürchen und ich wurde für meine Organisation gelobt. Am meisten jedoch freute ich mich über das Zusammensein mit Denise und unsere gemeinsame Zeit. Noch nie hatte ich so eine Innigkeit gespürt und freute mich täglich auf unsere jeweiligen Quatschabende im Hotelzimmer. Wir wurden nicht müde, uns von unserem Leben zu erzählen. Es fiel mir erstaunlich leicht, ihr von meiner Essstörung in allen erschreckenden Einzelheiten zu berichten. Sie hatte viel Verständnis und ich fühlte mich ihr sehr nahe. Denise war einfach eine tolle Persönlichkeit. Überall traf sie auf Sympathie und hatte jede Menge Freunde und Bekannte, natürlich auch noch im Osten. Auch sie war sehr zukunftsorientiert und hatte bereits einiges im Leben geleistet. So nannte sie ein Häuschen ihr Eigen in Gotha – ihrer Heimatstadt. Sie hatte es bereits in jüngeren Jahren erworben und fuhr gelegentlich in den Ferien dorthin. Ihre Eltern wohnten nur fünf Minuten weit weg und so konnte sie zwei Fliegen mit einer Klappe schlagen. Sie zeigte mir Bilder vom Haus und war sichtlich stolz darauf. Sie hatte, gemeinsam mit ihrem Vater, den Innenausbau vorgenommen und das Haus wundervoll eingerichtet. Holzelemente paarten sich mit Designermöbeln und alles in allem barg das Anwesen eine tolle Urlaubsatmosphäre, mit Blick ins Grüne und ausreichend großen Balkonen. Ich sah mich schon mit Denise dort oben sitzen und war glücklich, als sie mich einlud. Denise war handwerklich begabt und hatte auch ansonsten viel Geschick. Sie wusste genau, was sie wollte und war dazu noch anmutig, schön und lustig. Eine tolle Kombination, wie ich immer wieder bewundernd feststellte. Erst jetzt merkte ich, wie sehr mir eine beste Freundin eigentlich gefehlt hatte, in all den furchtbaren langen Jahren, in denen ich meine Bestimmung suchte. Tiefsinnige Gespräche von Frau zu Frau, gaben mir unheimlich viel. Ich fühlte mich so sehr verstanden, wie es bei Männern bis dahin leider nie der Fall gewesen war. Eine beste Freundin war für mich Seelenheil. Dazu noch mit gemeinsamer Vergangenheit, wie schön. Ich war sehr glücklich und mein Leben einfach wunderbar. Das Lachen mit Denise tat mir unglaublich gut und ich genoss die Zeit an ihrer Seite in vollen Zügen.

Am vierten Abend unserer Parisreise gestand mir Denise, als wir wieder mal im Dunkeln lagen, dass sie keinen Freund hätte, weil sie sich zum gleichen Geschlecht hingezogen fühlt. Erschrocken und gleichzeitig fasziniert atmete ich hörbar aus. Ich spürte, wie Denise sich aufsetzte und mir näher kam. Ich nahm ihre Erscheinung im Mondlicht wahr und plötzlich war sie bei mir. Ganz behutsam und zärtlich, mit einer nie gekannten Wärme, küsste sie mich auf den Mund. Ich fühlte mich schwerelos. Mein Herz klopfte mir bis zum Hals, als ich ihren Kuss

erwiderte. Erstaunt bemerkte ich, wie mein Unterleib zu kribbeln anfing und meine Aufregung sich emporhob, als ob ich eine Prüfung bestehen müsste. Zärtlich und voller Leidenschaft strich Denise mir mein Seidenneglige vom Oberkörper. Da war meinerseits erstaunlicherweise keine Scham. Im Gegenteil! Ich wollte nicht, dass sie jemals wieder damit aufhörte. Meine Brustwarzen spannten sich an und ich bog mich ihr entgegen. Sanft drückte sie mich zurück in die Kissen, legte sich behutsam auf mich, um sich anschließend leicht auf mir zu bewegen. Dabei fing sie an, mich liebevoll zu streicheln. Erst die Brüste, dann meinen gesamten Körper, bis ich ihre Zunge zwischen meinen Beinen spürte. Ich wusste nicht, wie mir geschah und war seltsam erregt und fasziniert. Sie verführte mich auf eine nie gekannte Weise, so weich, so empfindsam, so einfühlsam, dass ich einen Ruck durch meinen Körper spürte und gemeinsam mit ihr zum Höhepunkt kam.
Nach Paris war nichts mehr, wie es einmal war. Heinz freute sich unglaublich auf meine Rückkehr und stürmte mit weit offenen Armen auf mich zu, als ich nach Hause kam. Rasch merkte ich, was er wollte. Er war ausgehungert nach

Sex, wollte sofort mit mir schlafen. Er verlor keine Zeit und bedrängte mich. Noch nicht mal den Koffer ausgepackt, ließ ich es geschehen. Diesmal fühlte es sich völlig falsch an. Er war erregt, etwas grob, wollte schnell zum Ziel kommen. Dementsprechend hart und gefühllos empfand ich den Akt. Ich war völlig verwirrt und abgeneigt, gegenüber seinen Berührungen. Ich wollte allein sein, mich sammeln, nachdenken und überlegen, was da jetzt eigentlich gerade mit Denise geschah. Heinz jedoch gab mir keinen Raum dafür und überhäufte mich mit Fragen über Paris. Einsilbig und abwesend antwortete ich, so gut ich konnte. Als ich mit meinen Schilderungen fertig war, sprang er vom Bett auf und lief ins Wohnzimmer. „Ich habe etwas Schönes für dich, Schatz“, rief er von draußen. Er legte eine Schatulle in meine Hände, die ich zitternd öffnete. Schon wieder Diamanten! Ich starrte darauf. Plötzlich fing ich hemmungslos an zu weinen. Zur Freude von Heinz, der dachte, ich wäre überwältigt. Ich jedoch weinte über Diamanten, die ich nicht mehr wollte. Alles wurde mir zu viel. Wir waren nicht auf Augenhöhe, Heinz und ich. Ganz anders, bei Denise. Hier war ich keine kleine

Prinzessin, die gehorchte, wenn der Partner sprach. Hier fühlte ich mich eins mit einer Frau, die weder reich noch von hohem Stand war. Meine Seelenverwandte, mein anderes Ich. Eine Frau, mit ähnlicher Vergangenheit, mit gleichen Gefühlen und Bedürfnissen nach Innigkeit. Ich aber hatte Heinz geheiratet. Wie weit waren meine Gefühle für Denise? Ich überlegte. Sie war unglaublich hübsch, attraktiv – und ja, auch sexy.

Sie hatte das wärmste Herz, was ich mir vorstellen konnte. Ich gestand mir ein, dass ich mich ebenfalls ganz zart und rein in sie verliebt hatte. Die nächsten Wochen und Monate traf ich mich oft mit ihr, in ihrer kleinen Wohnung und entfernte mich emotional immer weiter von Heinz. Denise wollte mich mit Haut und Haaren, gab mir zu verstehen, dass Sie auf mich wartete, bis ich so weit war. Ihre Zärtlichkeiten taten mir unendlich gut und sie liebkoste meinen Körper, wenn ich bei ihr war, wie einen kostbaren Schatz. Doch eine Scheidung von Heinz schien mir unmöglich. Was würden meine Eltern und Freunde sagen? Im Umkehrschluss wuchs meine Liebe zu Denise von Tag zu Tag und ich wusste, ich musste über kurz oder lang eine

Entscheidung treffen. Wir hielten unsere Liebe geheim. Mussten dafür allerdings nicht viel tun, denn wir waren in der Arbeit und im Privatleben, als beste Freundinnen bekannt. So schöpfte keiner Verdacht. Heinz fühlte sich allerdings zurückgedrängt und immer öfter hatten wir Streit. „Du verbringst deine komplette Freizeit mit Denise“, klagte er mich an. Längst war er dazu übergegangen, noch bestimmender aufzutreten als sonst. Wollte mich zwingen, die Freundschaft zu Denise einzuschränken. Er forderte sein Recht ein, dass ich für ihn da zu sein habe. Und zwar immer! Ich jedoch fühlte mich wie ein Schulmädchen neben ihm, die Böses getan hatte, hatte keine Empfindungen übrig und sah mich auch nicht mehr als seine Frau! Eher kam er mir wie ein Feldwebel vor, so ichbezogen und so bestimmend. Eigentlich war er schon immer so gewesen, ich hatte mich nur stets gefügt. Denise bestärkte mich, Heinz endlich die Wahrheit zu sagen und die Beziehung zu beenden. Ich hatte große Angst davor. Auch stand, in diesem Falle, mein Outing vor meiner Familie an und ich wollte mich am liebsten verkriechen und vor diesem so überdimensional großen Problem einfach davonlaufen. Was also tat ich? Ich tat das, was ich immer schon am besten konnte. Ich hörte einfach auf zu essen und verlor nach einiger Zeit sieben Kilogramm. Bei meinem ausgemergelten Körper war das eine Menge. Ich bekam einen Flaum auf dem gesamten Körper, trockene Haut und Haare. Nur nichts mehr spüren von meinen Problemen. Sie übermannten mich. Je weniger ich wog, umso weniger hatte mein Körper Energie, um zu fühlen. Ich nahm alles nur noch wie durch eine Nebelwand wahr. Genau in diesen Zustand flüchtete ich. Denise, nicht etwa Heinz, bemerkte dies natürlich. Zudem kannte sie mein Geheimnis um die Essstörung. Sie beobachtete meinen Zustand einige Wochen, um dann zu beschließen, dass Handeln vonnöten war. Sie flehte mich an, in eine Klinik zu gehen. Zudem nahm sie Kontakt mit meinen Eltern auf und schenkte ihnen reinen Wein, über mein Essverhalten, ein. Meine Eltern, die seit Jahren damit beschäftigt waren, ihr Leben aufzubauen und etwas zu erreichen, hatten wirklich keine Ahnung gehabt. Ich war Meisterin im Verstecken meines Zustandes! Jetzt aber wurde es allmählich bedrohlich und das machte Denise ihnen klar. Sie taten sich zusammen und führten viele

Gespräche mit mir, recherchierten nach Kliniken und Hilfe und schlussendlich war ich bereit, diese anzunehmen. Wir suchten gemeinsam nach einem Therapiezentrum in der Nähe und man sprach mit Heinz, der zähneknirschend akzeptierte, dass ich schon wieder gedachte, eine längere Zeit nicht an seiner Seite zu weilen. Ich hatte natürlich große Angst, wusste aber auch, es muss sich etwas ändern. So entschied ich mich für eine Therapie und meine Eltern und Denise schafften es, mich dort nicht nur anzumelden, sondern auch zeitnah einen Termin zur Einweisung zu bekommen.
Am Tag meines Einzugs in der Klinik wurde ich zunächst wegen möglicher Dehydrierung an den Tropf gehangen und auch sonst genau durchgecheckt. Die Klinik selbst bot Einzelgespräche mit Psychotherapeuten, aber auch Gruppenangebote, Musik- oder Bewegungstherapie und Familiengespräche an. Die Klinik behandelte nicht nur Anorexia nervosa, sondern auch an Bulimie erkrankte Personen sowie Krankheitsbilder wie Persönlichkeitsstörungen und Zwänge. Trotz der günstigen Rahmenbedingungen, bedeutete für mich die Aufnahme eine völlig neue Erfahrung, die mit viel Arbeit

und Änderungsmotivation verbunden war. Ein Essensplan wurde erstellt, das Zielgewicht genannt und mir erklärt, dass man dreimal die Woche meinen Körper wog. Die vorgeschriebene Gewichtszunahme von einem Kilogramm pro Woche machte mich schier wahnsinnig. Wie sollte ich das schaffen? Ich versuchte, mich irgendwie selbst zu motivieren. Die ersten Einzeltherapie-Gespräche waren zudem eine große Herausforderung für mich. Ich wurde bis ins kleinste Detail über mein Leben ausgefragt, lernte danach andere Betroffene kennen und wunderte mich über deren Offenheit. Bis zu diesem Zeitpunkt wusste ich nicht, dass es so viele Frauen gab, die das Gleiche durchmachten wie ich. Es half mir ungemein, deren Lebensgeschichten zu hören. Da war zum Beispiel Brigitte, weit über fünfzig Jahre alt, mit graumeliertem Haar, die mit einer solchen Anschauungskraft über ihr Leben und ihre Krankheit berichtete, dass sich bei mir die Erkenntnis einstellte: Ich wollte raus aus der Essstörung. Brigitte war jedoch schon lange in der Klinik und befand sich auf dem Weg der Besserung. Mir aber fiel es unheimlich schwer, sechs Mahlzeiten am Tag zu kauen und herunterzuschlucken.

Brigitte half mir, so gut sie konnte. In vielen tiefgehenden Gesprächen, ob Gruppentherapie oder Einzelsitzungen, musste ich lernen zu verzeihen, Ursachen und Schuldsuche zu begehen und Reflektionsarbeit zu bewältigen. Es war nicht leicht. Mein Vater war dabei ein großes Thema. Den Erfolgsdruck, den ich im Leben stets spürte, hatte ich von ihm geerbt. Mein Therapeut, Herr Wagner, sah meinen Vater nicht als Teil des Problems, sondern als Teil der Lösung. Ich sollte mich mit ihm aussprechen, auch über seine Flucht in den Westen. Herr Wagner betonte immer wieder, wie wichtig es für meine Genesung war, zu wissen, wie mein Vater damals dachte. „Warum haben sie Angst davor?“, fragte er mich immer wieder. „Können sie mir schildern, was in ihnen vorgeht, wenn sie über ein Gespräch mit ihm nachdenken?“ „Ich weiß nicht“, kam es zögernd aus mir heraus. „Mir wird einfach übel dabei, es kommt alles wieder hoch“, antwortete ich und wünschte dabei, die Sitzungen wären nicht so schmerzhaft. Herr Wagner gab sich alle Mühe, konnte mich aber nicht überzeugen, das Gespräch mit meinem Vater zu suchen. Und schlussendlich waren da Denise und Heinz. Ich hatte viel

nachzudenken und musste dabei auch noch gesund werden.
Acht Wochen war ich nun schon in der Klinik, als ich beschloss, Heinz die Wahrheit über Denise zu sagen und die Ehe zu beenden. Heinz war geschockt und brauchte seinerseits nun wiederum Zeit, um damit klarzukommen. Gott sei Dank, war ich nicht zu Hause. Schließlich sagte er mir: „Wenigstens habe ich dich an eine andere Frau verloren und nicht an einen Mann, damit kann ich besser umgehen.“ Da es mit Heinz doch wider Erwarten gar nicht so schwer gewesen war, machte ich bei meinen Eltern weiter. Ich rief sie an und erzählte ihnen, dass die Ehe zwischen Heinz und mir zu Ende war, wir hätten uns auseinandergelebt. „Aber Kind“, sagte meine Mutter erschrocken, „Heinz ist doch so ein guter Mann und hat viel für dich getan“. Mein Vater legte nach: „Kann man die Probleme nicht mit einer Eheberatung lösen? Man muss sich doch nicht gleich trennen?“ Als ich verneinte und vehement betonte, dass es kein Zurück mehr gab, bedauerten meine Eltern meine Entscheidung sehr. Trotzdem waren sie froh darum, als ich fragte, ob ich eine Weile wieder zu ihnen zurückziehen dürfte. Sicherlich

auch, um mich etwas unter Kontrolle zu haben, dass ich auch täglich nach Essensplan aß. Meine Eltern waren wirklich toll. Immer wieder nahmen sie mich auf, wenn ich gestrandet war. Ich hatte einen sicheren Hafen, in den ich zurückkehren konnte, wenn ich wollte. Wieder einmal lag mein Leben in Trümmern. Mit Heinz hatte es nicht geklappt. Auch wenn ich jetzt Denise hatte und damit eine wirklich treue Seele, fühlte ich mich zerrissen. Ich wusste auch nicht so richtig, was mit mir nicht in Ordnung war.

Die Gespräche mit meinem Therapeuten hatten dennoch gutgetan und ich würde mir, wenn ich wieder zu Hause war, langfristig einen solchen suchen müssen. Ich musste an mir arbeiten, wollte ich glücklich sein.
So wurde ich nach endlosen drei Monaten endlich aus der Klinik als „therapiert" entlassen und bemühte mich auch wirklich, täglich ausreichende Mahlzeiten zu mir zu nehmen. Ich hatte einiges zugenommen und fühlte mich, dank Therapie, nicht unwohl dabei. Nun besaß mein Körper auch wieder genug Energie, dass ich gefühlsmäßig ganz sicher war, mit Denise

mein Leben verbringen zu wollen. Ich zog zu Vater und Mutter, nahm meinen Job wieder auf und Denise war ein gern gesehener Gast im Hause meiner Eltern. Wir galten immer noch als beste Freundinnen! Heinz benahm sich, während der Scheidung, die ich nun eingereicht hatte, ziemlich fair. Er bot an, einen gemeinsamen Anwalt zu beauftragen und die Kosten zu teilen. So konnte ich nach relativ kurzer Zeit auf das Scheidungsurteil hoffen, welches mir schwarz auf weiß bestätigte, dass die Ehe vorbei war. Damit natürlich auch mein Luxusleben. Aber das war okay für mich. Denise und ich genossen unsere Zeit zusammen und die Beziehung wurde immer intensiver. Wir waren beide sehr verliebt und ich blühte richtig auf. Zu Weihnachten beschlossen wir, dass ich es nun endlich meinen Eltern sagen sollte.

Wie sagt man Vater und Mutter, dass man in einer gleichgeschlechtlichen Beziehung lebt? Welche Worte benutzte man bei einem Outing? Ich zermarterte mir den Kopf. Es wollte mir im Hals stecken bleiben. Schon beim bloßen Gedanken daran, schwitzte ich aus allen Poren.

Am Heiligabend saßen wir in fröhlicher Runde zusammen. Denise war nach Gotha zu ihren

Eltern gefahren und blieb bis zum siebten Januar. Jetzt oder nie, dachte ich bei mir und plötzlich fand ich Worte für meine Eltern, die mich selbst erstaunten. Ich erklärte, dass Denise meine Partnerin sei und ich sie sehr lieben würde. „Wisst ihr", schloss ich meine Worte, „ich habe noch nie eine solche Innigkeit mit einem Menschen gespürt, wie bei Denise. Sie ist ein wertvoller Mensch und wir verstehen uns blind."
„Aber Daniela, wir hatten ja keine Ahnung", sagte mein Vater. Meine Mutter fragte: „Bist du deshalb immer dünner geworden und hast nicht mehr gegessen?" Ich versuchte, ihnen zu erklären, wie das mit Denise gekommen war und stieß Gott sei Dank auf Verständnis. Meine Eltern mochten sie sehr und wollten, dass ich glücklich war. Ich war sehr froh darüber. Nachdem ich nun bei meinen Eltern lebte und es auch mit dem Essen besser klappte, suchte ich mir eine nette Stadtwohnung, die ich einige Wochen später bezog. Denise behielt ihr kleines Appartement und wir schliefen mal hier, mal dort. Es war eine unbeschwerte Zeit, die ich sehr genoss. Wir gingen in einfache, gemütliche Bars, hier gab es weder Champagner noch

waren die Gäste über fünfzig Jahre alt. Wir trafen uns mit Freunden von Denise, die allesamt um die dreißig waren. Es war Sommer und wir überschliefen in einfachen Schlafsäcken bei Übernachtungspartys, tranken Cocktails und lachten uns die Seele aus dem Leib. Wir führten ein so unbeschwertes Leben, dass ich hoch motiviert und schwer verliebt, in der Arbeit mehr noch als mein Bestes gab, eine Führungsposition in der Vertriebssteuerung angeboten bekam und diese mit Freude annahm.

Denise und ich hatten eine so tiefe Verbindung, dass sie das große Loch in meinem Herzen heilte, welches damals entstand, als mir Jana einfach entrissen wurde. Meine beste Freundin war zurück, nur gepaart mit ganz viel Liebe.

Nach zwei Jahren zogen wir zusammen in eine hübsche, große Wohnung in Regensburg, genossen das Leben und outeten uns im Job. „Na, das haben wir uns schon irgendwie gedacht“, so oder ähnlich hörten wir es von allen Seiten. Wir trafen weder auf Vorurteile noch auf Unverständnis. Oft sprachen Denise und ich über das Heiraten. Wir gehörten zusammen und es war mittlerweile erlaubt und legitim, sich beim Standesamt als Lebenspartner einschreiben zu

lassen. Da Denise, im Gegensatz zu mir, das weibliche Geschlecht schon immer bevorzugt hatte, gab es auch keine Probleme mit ihren Eltern. Bereits in der Jugend hatte sie mit ihnen über ihre Gefühle gesprochen. Sie wurde schon damals akzeptiert und ihre Eltern freuten sich mit uns.
Wir planten die Hochzeit für den Sommer des folgenden Jahres und als es endlich so weit war, strahlten wir heller als der Sonnenschein vor Glück. Es wurde eine kleine Feier im engsten Kreise. Denise hatte ihren Bruder als Trauzeugen geladen und ich den meinen. Meine und ihre Eltern waren dabei und einige Paare, die ebenfalls in einer gleichgeschlechtlichen Beziehung lebten und die wir durch Denise als enge Freunde bezeichnen durften. Nach der Trauung gingen wir gemeinsam essen. Losgelöst und voller Liebe schworen wir uns, den Rest des Lebens miteinander zu verbringen. Denise war die Liebe meines Lebens. Noch nie hatte ich so tief und innig für jemanden empfunden. Sie machte mich zu einem besseren Menschen, umwarb mich und gab mir alle Zärtlichkeiten, die ich brauchte. Wir waren nicht nur ein Liebespaar, sondern auch die besten Freundinnen. Mit ihr

teilte ich alles, wurde verstanden und geachtet. Ich war das erste Mal nach so vielen Jahren wieder ich selbst und konnte mit meiner Partnerin ein Leben führen, wie ich es tief im Inneren immer wollte. Ein Leben, wo Geld eine untergeordnete Rolle spielte, wo Werte und Achtung voreinander wichtig waren und Respekt. Nun hatte ich schon seit Längerem finanziell für mich alleine aufzukommen. Dank meines Jobs war das absolut in Ordnung. Denise und ich teilten uns ganz kameradschaftlich alle Kosten des täglichen Lebens und wir lebten gut dabei. Sie schenkte mir weder Diamanten noch hübsche Kleidung, zeigte mir aber mit Kleinigkeiten im Alltag ihre große Liebe. Sie entwarf Fotoalben am Computer über uns, versehen mit Schnörkeleien und Herzen, machte Frühstück für mich, brachte mir eine selbst gepflückte Blume mit, die sie auf dem Weg zum Bäcker frühmorgens für mich am Wegesrand fand. Sie achtete darauf, dass ich ausreichend aß, suchte mit mir zusammen nach einer fähigen Therapeutin für mein Seelenheil und kümmerte sich auch ansonsten aufopfernd um mich. Unser Sex war sehr rein und zart, voller Nähe zueinander. Sie liebkoste mich mit einer nie gekannten

Intensivität, die mir zeigte, wie sehr sie mich begehrte. Wir schliefen Hand in Hand ein und wachten in derselben Position morgens auf. Wir fuhren in ihr Häuschen in Gotha, ich lernte ihre Familie noch besser kennen und fühlte mich gut dabei. Auch reisten wir. Denise war welterfahrener als ich und zeigte mir tolle Orte auf der Welt, in denen wir herrliche Tage verbrachten, am Strand bei Sonnenschein und Wärme, die meiner geschundenen Seele guttaten. Wir achteten natürlich darauf, Urlaubsländer zu bereisen, in denen wir unsere Liebe zeigen durften. Hand in Hand durch die Straßen flanieren und uns am Meer, im Mondschein, küssen – das war uns eine Wonne. Alles in allem hatten wir eine fantastische Zeit.

Verzweifelter Kinderwunsch

Ich war nun siebenunddreißig Jahre alt und dachte immer öfter über ein Kind nach. Meine biologische Uhr tickte und so beschloss ich, Denise davon zu erzählen. Ich stellte es mir wunderbar vor: wir beide und ein Baby. Mit Heinz wollte ich keine Kinder und vorher fühlte ich mich einfach zu jung. Doch jetzt war der richtige Moment gekommen, ich spürte es tief in meinem Inneren. Denise war überraschenderweise nicht begeistert, als ich mit der Sprache herausrückte. Sie konnte sich eine eigene Schwangerschaft überhaupt nicht vorstellen. Da für mich klar war, dass ich diejenige sein wollte, die das Kind austrägt, stellte mich die Tatsache vor keine großen Herausforderungen. Schon länger trug ich Muttergefühle in mir. Ich rechnete fest damit, dass mein Traum Realität werden könnte, wenn nur meine Partnerin mitspielte. Durch mein besseres Essverhalten bekam ich jetzt wieder regelmäßig meine Periode und war überzeugt, dass es klappen würde. Ich legte Denise meinen Plan dar, von einer Samenspende schwanger zu werden. Immer noch nicht überzeugt und skeptisch, wie sie war, bemühte ich mich, Denise in den schönsten Farben zu beschreiben, wie unser Leben mit Kind aussehen würde. „Stell dir nur vor, unser Baby liegt hier“ und zeigte mit einer Handbewegung auf unsere große Couch. „Wie erfüllend es wäre, ein Kind großzuziehen, es Mama rufen zu hören. Es würde uns noch näher zusammenbringen. Eine gemeinsame große Aufgabe. Wir würden es lieben und wären stolz“, schloss ich meinen Redefluss. Schließlich willigte Denise ein. Die folgenden Wochen hatte ich kein anderes Thema mehr und sah mir im Internet Kinderwunschkliniken und mögliche Samenspender an. Denise, immer noch nicht gänzlich überzeugt, machte nur halbherzig mit. Ich kannte gleichgeschlechtliche Paare, die diesen so wichtigen Schritt in Vollendung gemeinsam bestritten und war sehr geknickt, dass es bei uns nicht so war. Je mehr sich Denise zurückzog, umso mehr wollte ich meinen Plan in die Tat umsetzen. Ein Baby war zur fixen Idee geworden. Ich wollte es unbedingt! Zunächst besuchte ich meine Psychologin und besprach mich mit ihr. Man brauchte ein psychologisches Gutachten, musste verheiratet sein und noch vieles mehr, wenn man in Deutschland eine

Insemination durchführen lassen wollte. Ich hatte mich belesen und war im Bilde. Meine Psychologin fand meine seelischen Fortschritte durchaus überzeugend, seit Denise in meinem Leben weilte. In vielen Sitzungen besprachen wir uns und ich musste ihr immer wieder versichern, dass ich mich absolut bereit fühlte. „Wie geht es mit dem Essen voran?“, fragte sie mich. „Sind sie gut zu sich selbst? Eine erneute Magersucht könnte das Kindswohl gefährden, wenn ein Neugeborenes die Mutter am nötigsten braucht.“ So und weiter bohrte sie und ich tat mein Bestes, sie zu überzeugen, dass es mir körperlich bestens ging.

Schließlich stellte sie das Gutachten aus. Ich war überglücklich. Ich besaß den absoluten Willen, in naher Zukunft schwanger zu werden und so brachte ich alle notwendigen Schritte ins Rollen, suchte mir eine Kinderwunschklinik aus und begab mich in Behandlung. Als Samenspender hatte ich mir in vielen einsamen Stunden am Computer einen Amerikaner ausgesucht, der groß, klug und dunkelhaarig war, studiert hatte und auch sonst die allerbesten Eigenschaften trug. Ich sah mein Kind schon vor mir, malte mir in den schönsten Farben aus, wie es im Kinderbettchen lag und wie es unser gemeinsames Leben erhellen würde. Ich würde es von Herzen lieben und großziehen. Gemeinsam mit Denise würden wir das perfekte gleichgeschlechtliche Paar abgeben. Ich suchte sogar eine Gruppe von Frauen im Internet, die Gleiches erlebt hatten und überredete Denise, an den Treffen teilzunehmen.

Die Frauen überzeugten mich. Teils kamen sie zu den wöchentlichen Verabredungen mit Nachwuchs, teils ohne. Sie erzählten ihre Leidensgeschichten, manche hatten es mehrmals versucht, bei manchen hatte es gleich funktioniert. Manche besaßen einen gemeinsamen Freund, der seinen Samen zur Verfügung stellte. Man erklärte uns, wie man zu Hause mit Spritze, diesen einführte und wie man schlussendlich zum Erfolg kam. Einige hatten offene Beziehungen, wo die eine Partnerin ganz selbstverständlich mit Männern schlief und die andere Partnerin dies mittrug. „Wie auch immer ihr es anstellt“, tönte es von allen Seiten, „ein Kind ist etwas Wunderbares. Habt nur Mut und beginnt euer Projekt, schaut nur, wie es bei uns funktioniert hat“, sprachen sie uns Mut zu. Ich war begeistert! Ja, es gab viele Wege zum

Erfolg, ich hatte mich für den klassischen entschieden – eine Samenspende von einem Amerikaner.
Nun orderten die Ärzte den Samen für einen hohen Betrag in Dänemark, da sie mit diesem Land seit Jahren erfolgreich zusammenarbeiteten und beste Erfahrungen vorweisen konnten. Ich ließ mich also komplett durchchecken, den Eisprung errechnen und machte Termine. Ein Baby war die Erfüllung all meiner Sehnsüchte und ich ordnete dem alles unter. Durch meinen Job als neue Führungskraft war ich bereit, mein Geld und meine Zeit zu opfern, koste es, was es wolle. Natürlich bezog ich Denise in meine Aktivitäten ein, stieß aber leider immer wieder auf Vorurteile. Ich entschied mich zunächst für fünf Behandlungen à fünfhundert Euro. Der Eisprung wurde abgewartet und der Spendersamen aufgetaut und aufbereitet, in meinen Körper eingeführt. Die Insemination musste einfach gelingen! Ich wusste, dass ein Zusammenspiel aus regelmäßigem Ultraschall, Kontrolle des Blutes und Setzen der Eisprungspritze ein riesiges Zeitmanagement bedeutete und war deshalb immer und stets abrufbereit. Urlaubsreisen mit meiner Frau oder

Wochenendausflüge strich ich komplett aus meinem Leben. Jeder Eisprung, der kam, war eine potenzielle Möglichkeit, schwanger zu werden. Und der liebe Gott war auf meiner Seite, denn nach der vierten Behandlung bescheinigten mir die Ärzte eine Schwangerschaft. Ich wollte die Welt umarmen vor Glück. Ich fühlte mich königlich, war unendlich begeistert. Ich würde Mutter werden! Mein Umfeld freute sich riesig, meine Familie, meine Freunde und ja, schlussendlich auch Denise. Ich las Bücher über angehende Mutterschaft, nahm Folsäure zu mir und ernährte mich besonders vitaminreich. Ich kaufte sogar bereits Babykleidung ein. Aus Aberglaube sollte man dies nicht tun, aber ich konnte nicht anders. Ich entschied mich für eine rote Farbe, die für beide Geschlechter möglich war und hoffte dennoch tief in mir, auf ein Mädchen. Immer wieder betrachtete ich die gekauften Kleinigkeiten und war unsagbar glücklich. Mein Kind würde es gut haben bei uns. Immer wieder malte ich es mir in den schönsten Farben aus. Denise und ich sprachen auch ab und zu über Kindererziehung. Hier waren wir unterschiedlicher Meinung. Denise wollte eine antiautoritäre, ich das

Gegenteil. Wir waren uns aber zunächst einig, dass unser Kind einen privaten Kindergarten und eine ebensolche Schule besuchen sollte. Wichtig, unseren Goldschatz behütet zu wissen und dafür sparte ich bereits jetzt. Immer noch verdiente ich gut und konnte einiges zur Seite legen.

In der zehnten Woche meiner Schwangerschaft, entdeckte ich zu meinem großen Entsetzen Blut in der Unterwäsche und als ich sofort den Arzt aufsuchte, versuchte er mir schonend beizubringen, dass sich der Embryo nicht weiterentwickelt hatte. Für mich brach eine Welt zusammen. Mein Glück lag in Scherben. Wie hatte ich mich gefreut. Wie mir im Geiste ausgemalt, wie mein Baby aussehen würde. Mich auf die ersten Kindsbewegungen gefreut und auf die Ultraschallfotos. Mir bereits überlegt, welches Kinderwagenmodel ich anschaffen wollte, wie das Kinderzimmer gestalten. All das würde nun nicht mehr passieren. Ich konnte mich nicht beruhigen und weinte mir die Seele aus dem Leib. Ich musste zur Ausschabung ins Krankenhaus und meine Eltern und Denise versuchten, mich so gut es ging zu trösten. Ich aber konnte es nicht verarbeiten und besprach das Geschehen

lieber mit meiner Psychologin. Schließlich war es ja auch mein Wunsch gewesen, Mutter zu werden, Denise hatte sich, in meinen Augen, zu wenig eingebracht und das konnte ich ihr, jetzt, da es vorbei war, nicht verzeihen. War es denn vorbei? Sobald ich mich vom Schock einigermaßen erholt hatte, begann ich die Kinderwunschklinik erneut aufzusuchen. Ich erzählte niemanden davon, machte es mit mir selber aus. Der Arzt begann von einer weit effektiveren Methode zu sprechen und erklärte mir, dass ich mich zunächst einer Hormonbehandlung unterziehen müsse. Je nach Behandlungsschema beginnt die gezielte hormonelle Stimulation der Eierstöcke per täglichen Spritzen in die Bauchdecke. Somit werden die Chancen erhöht, mehrere befruchtungsfähige Eizellen zu gewinnen. Durch eine aufwendige Behandlung werden diese dann entnommen, befruchtet und zum Weiterentwickeln in einen Brutschrank gelegt. Zwischen dem zweiten und sechsten Tag nach der Eizellenentnahme würde er dann die entstandenen Embryonen mit einem biegsamen dünnen Schlauch einführen, fuhr er fort.
Er erklärte mir die In-vitro-Fertilisation mit einer solchen Begeisterung, dass ich selber

angesteckt wurde und erneut zu hoffen begann. Die Behandlung war immens kostenintensiv, ich schluckte, als er mir den Preis nannte. Aber ich hatte ja einiges gespart und schlussendlich war mir das Geld egal, wenn es mich nur zum Ziel führte. So spritzte ich mich täglich und begann mit der neuen Behandlung. Die Spritzen waren eine Tortur, da ich mich jedes Mal überwinden musste, diese in meinen Körper zu rammen. Aber ich schaffte es. Schließlich wurden mir in einer erneuten Behandlung Eizellen entnommen, die außerhalb meines Körpers befruchtet wurden. Fünf waren erfolgreich, drei wurden mir eingesetzt. Dann hieß es warten. Ich war seelisch völlig erschöpft und am Ende. Der erste Versuch misslang. Mein Arzt tröstete mich, es würden häufig mehrere Anläufe vonnöten sein. Ich unterzog mich ein zweites Mal der nervenaufreibenden Behandlung und dann glückte es! Ich war erneut schwanger. Diesmal war die Freude darüber verhaltend. Ich schonte mich, wo ich konnte, lag im Bett, ließ mich krankschreiben und war für niemanden zu sprechen. Denise, der ich beim zweiten In-vitro-Fertilisations-Versuch dann doch reinen Wein eingeschenkt hatte, hielt ich auf Abstand. Bis jetzt hatte ich alles alleine durchgestanden, warum also jetzt nicht auch? Sicherlich, ich hätte sie so gebraucht. Aber ich verbot es mir. Würde sie wenigstens dann für mich da sein, wenn ich es vielleicht wieder verlor? Ich sollte es bald wissen, denn in der achten Woche erlitt ich eine Fehlgeburt. Es war unfassbar. Was war nur mit mir los? Wieso klappte es nicht? Ich fühlte eine Welle der Traurigkeit in mir aufsteigen, die mich wiederum in eine schwere Depression stürzte. Ich beschuldigte mich selbst, hatte Schlafstörungen und negative Gedanken. Meine schwer errungene Selbstliebe und mein Selbstwertgefühl litten und ich war lustlos geworden. Antriebslosigkeit bestimmte meinen Alltag.

Tief im Inneren wusste ich, auf diesem Wege kann und werde ich kein Kind bekommen und litt dabei fürchterlich. Für Denise war das Ende der Behandlungen ein Segen. Für sie waren wir beide uns genug, unsere Beziehung stand auf festen Boden. Nur für mich hatte unsere Liebe einen Riss bekommen. Ich wusste wirklich nicht, wie ich die Situation, in der ich mich gerade befand, ertragen konnte. Mein langersehnter Wunsch war nicht in Erfüllung gegangen.

Ich vergrub mich zu Hause, redete wenig und aß wieder schlechter. Alles brach in mir zusammen. Meine Eltern besuchten uns oft, sahen nach dem Rechten. Sprachen mit mir, einfühlsam und zärtlich. Ich jedoch war am Boden zerstört, hatte keine Kraft mehr weiterzumachen und suhlte mich im Selbstmitleid. Warum nur hatte ich jahrelang Raubbau an meinem Körper begangen? Warum war er so anfällig, so widerstandslos, so kraftlos? Wieso verlor ich gleich zweimal mein Kind? So viele Frauen gebaren Kinder, nur bei mir klappte es nicht! Wieso nur? Ich hatte doch alles gegeben, alles versucht. Fragen über Fragen, die mir niemand beantworten konnte.

Unerwartete Wendung

Der Alltag kehrte zurück und mit ihm die Wiederaufnahme meiner Arbeit. Ich sprach nicht mehr über meinen Kinderwunsch und vergrub ihn tief in meinem Herzen. Als Führungskraft im Job erledigte ich meine Aufgaben gewissenhaft. Ich sah es als Mittel, meinen Schmerz zu vergessen. Mehr als sonst, machte ich Überstunden, war stets und ständig im Büro und holte mir den Respekt meiner Vorgesetzten ein. Ich hatte eine Chefin, die mich in der neuen Position einarbeitete und einen Boss, dem ich zuarbeiten musste. Zudem hatte ich ein Team unter mir, welches von meiner guten Arbeit abhängig war. Mein Boss, ein sehr angesehener Mann in unserer Firma, war mit mir hochzufrieden und bot mir sogleich das Du an. „Ich bin Maik“, sagte er bei einem Meeting zu mir. Es ging um wichtige Firmenveranstaltungen mit hochrangigen Geschäftspartnern, die ich vorbereiten, und er dann durchführen sollte. Ich machte meine Sache gut, flüchtete in die neue Aufgabe, um nicht zu Hause bei Denise sein zu müssen. Immer noch konnte ich ihr schlecht verzeihen, dass sie meinen Wunsch, Mutter zu werden, doch relativ wenig mitgetragen hatte. Nach einer erfolgreichen und sehr fruchtbaren Veranstaltung im Juni lud mich Maik als Anerkennung meiner Leistungen zum Essen in ein Restaurant ein. Ich erzählte voller Stolz meiner Chefin davon. „Entweder hat er Interesse an ihrer Fachlichkeit oder er will sie anmachen", sagte sie sofort zu mir. Ich war nicht überrascht. Er war als Schürzenjäger bekannt. Selbst ich kannte drei potenzielle Damen in unserem Unternehmen, denen nachgesagt wurde, mit ihm im Bett gewesen zu sein. Trotzdem schmeichelte mir das kommende Treffen, immerhin war er der höchste Vorgesetzte in der ganzen Firma. Wir gingen in ein sehr nobles Restaurant. Ich hatte mich extra schick gemacht und war noch einmal beim Friseur gewesen. Denise sagte ich, ich müsse an einem neuen Projekt arbeiten und würde vor zweiundzwanzig Uhr nicht zu Hause sein. Maik war sehr zuvorkommend, rückte mir den Stuhl am Tisch und erzählte sogleich sehr privat. Zeit für mich, ihn mir genauer anzusehen. Er war groß und ziemlich attraktiv, dazu im Anzug, der ihm fantastisch stand und ein paar Jahre älter als ich. Während ich ihm zuhörte, wie er von seiner Pool-

Villa erzählte, seiner zehnjährigen Tochter Maja aus erster Ehe und seinen vielen Reisen ins Ausland, wurde mir bewusst, dass er sehr vermögend sein musste. Erfolgreiche Männer zogen mich an. Wir aßen Hummer und tranken Sekt und ob es nun das prickelnde Getränk oder er selbst war, ich wurde immer aufgeregter und fragte mich ein ums andere Mal, ob ich ihm wohl als Frau gefiel. Wir unterhielten uns angeregt und ich erzählte ihm meinerseits von meiner Zeit als Punk und von Denise. Beides fand er grandios und wollte immer mehr davon erfahren. Kurzum wir hatten einen fantastischen Abend. Zur Bestätigung sendete er mir, als ich wieder zu Hause war, eine Nachricht auf mein Handy: „Der Abend mit dir war unbeschreiblich.“ Ich spürte, wie ich rot wurde. Hätte ich ihm nicht meine Nummer geben sollen? Ich fragte mich, was er wohl von mir wollte und war gleichzeitig aufgeregt und in Gedanken versunken. Immer wieder sah ich ihn vor meinem geistigen Auge und ging ziemlich verwirrt schlafen.

Im Juli hatten wir einen Messetermin in Frankfurt am Main, bei dem Maik und ich anwesend zu sein hatten. Oder wollte Maik mich unbedingt dabei haben? Ich wusste es nicht. Seit unserem „Geschäftsessen“ schrieben wir uns heimlich Nachrichten. Denise hatte bis jetzt nichts gemerkt. Es war aufregend und ich strahlte im Job so dermaßen von innen heraus, dass mich Kollegen fragten, ob ich nicht frisch von der Kosmetik käme. In Frankfurt angekommen, absolvierte ich meine Arbeit zur vollsten Zufriedenheit aller, immer auf die Uhr schauend, denn Maik und ich hatten uns für den Abend in einer Bar verabredet. Der Abend wurde wunderbar, wir verstanden uns so gut, dass wir beide merkten, ab sofort würde alles anders werden. Er sah mich so intensiv an, dass mir ganz anders wurde und ich mich begehrenswert fühlte. Immer wieder nahm er meine Hände in seine und streichelte sie. Er nahm eine Rose aus der Vase vor ihm und schenkte sie mir mit einer großzügigen Geste. Dabei lachte er. „Schöner als diese Rose bist nur du“, kam charmant aus seinem Munde. Wer uns von außen beobachtete, musste annehmen, dass wir ein Paar waren. „Komm mich doch nächste Woche mal in meiner Villa besuchen“, bot mir Maik zu späterer Stunde an und ich sagte zu. Bist du denn wahnsinnig, schoss es mir durch den

Kopf, denk doch an Denise. Ich fühlte mich schlecht, gleichzeitig begehrt und als wir dann zusammen zum Hotel zurückliefen, küsste er mich voller Leidenschaft im Dunkeln auf der Straße. Ein Feuer brach in mir aus, es kribbelte überall und wir konnten uns schwer beherrschen. Denise darf das niemals erfahren, dachte ich bei mir. Gleichzeitig freute ich mich schon sehr auf meinen Besuch bei ihm zu Hause, wohl wissend, was dann geschah. Aber er hatte eine so unglaublich anziehende Aura, dass ich mich dem nicht entziehen konnte. Ja, Männer hatten doch noch auf mich eine immense Anziehungskraft. Stark, mächtig und reich, eine tolle Kombination. Zudem sehnte ich mich irgendwie – ganz tief im Inneren – nach leidenschaftlichem Sex mit einem Mann. Mir wurde erst jetzt klar, dass mir das fehlte. Ich hatte mich auf Denise mit Haut und Haar eingelassen, trotzdem stand ich noch auf Männer. Ich wusste nicht, wie mir geschah.
Pünktlich zur verabredeten Uhrzeit stand ich eine Woche später vor den großen Toren seiner Traumvilla. Ich war mächtig beeindruckt. Er ließ mich rasch eintreten und drängte mich sogleich im Flur gegen die Wand, küsste mich

voller Leidenschaft, schob sein Bein zwischen die meinen und meine Hände nach oben. Er zog mir gierig mein Oberteil aus und hob mich hoch, trug mich ins Schlafzimmer und dann geschah es. Den besten Sex meines Lebens. Ich stöhnte auf und genoss unser intimes Zusammensein dermaßen, dass ich mehrmals in jener Nacht mit ihm schlief. Ich war ausgehungert nach männlicher Erregung, ausgehungert nach gutem und leidenschaftlichem Sex. Ich verbot mir den Gedanken an Denise, die liebevoll und zärtlich war, jedoch weder wild noch aufregend. Überwältigt schlief ich später in seinen Armen ein.

Natürlich war das Glück nicht ständig an meiner Seite und Denise, mit fraulichen Instinkten bestückt, merkte sehr wohl nach einiger Zeit, dass etwas anders war. Ich entzog mich ihr und gleichzeitig strahlte ich vor Glück. Sicher, Denise war meine engste Seelenverwandte, meine beste Freundin. Ich liebte sie, aber Maik zog mich magisch an. Ich war stolz darauf, dass er mich auserwählt hatte. Im Job fand er ab sofort alle meine Ausarbeitungen und Vorträge, all meine innovativen Ideen und Leistungen, pressereif und wurde nicht müde, dies immer wieder zu betonen. Nicht nur meine Chefin ahnte, was da zwischen uns lief. Es wurde schon hier und da getuschelt. Schließlich stellte mich Denise zur Rede. Ich lud sie in ein Restaurant ein und nach dem Essen, so schwor ich mir, würde ich es ihr sagen. „Hast du jemand anderen?“, fragte sie mich schon nach der Bestellung beim Kellner. Ich sah sie verzweifelt an. In mir brannten zwei Herzen. Ich wollte mit Maik zusammen sein, wollte aber auch meine beste Freundin nicht verlieren. Ich nickte lautlos. Denise wurde blass. Sie schwankte kurz, rutschte leicht vom Stuhl und es hätte nicht viel gefehlt, sie wäre umgekippt. Ich sah so viel Schmerz in ihrem Blick, dass es mir schlecht wurde.“

„Bitte, Denise, verzeih mir, aber ich kann nicht anders“, hörte ich mich sagen. Es war ein grauenvoller Moment. Ich brach ihr das Herz in tausend Stücke. „Du musst sofort ausziehen“, flüsterte Denise noch, dann verließ sie den Raum. An meinem geistigen Auge flogen alle Momente vorbei, die so wunderschön mit Denise gewesen waren. Nun hatte ich sie verloren. Es schmerzte ungemein, aber mein Heißhunger auf Maik tat dies keinen Abbruch. Maik war so

kraftvoll, so sexy und erfolgreich. Er beeindruckte mich immens. Der Sex war leidenschaftlich und stark. Ich musste mir eingestehen, dass ein Mann wie Maik eine unglaubliche Anziehungskraft auf mich ausübte. Er selbst sprach ebenfalls vom besten Sex seines Lebens und darauf war ich stolz. Ich konnte es noch! Männer, wie er, waren faszinierend und ich hatte wieder Geschmack daran gefunden. Meine Gedanken flogen. Wie er mich berührte, wie er sich das nahm, was er wollte. Wie er mich mit Haut und Haaren verschlang. Einfach grandios. Sein Körper, seine Muskeln, seine sportliche Figur und sein Erfolg in der Firma – ja, ich wollte ihn. Ich war verliebt.
So zog ich also wieder mal bei meinen Eltern ein. Beide verstanden mich nicht, sie hatten Denise sehr ins Herz geschlossen. Ich jedoch wollte nichts hören. Meine Entscheidung fühlte sich richtig an. Während Denise ihre Eltern aus Gotha zu sich holte, um nicht völlig zusammenzubrechen, fuhr ich mit Maik nach Wien auf einen Wochenendtrip. Wir genossen unser Hotelzimmer in vollen Zügen, hatten Sex so viel und so oft ich wollte und gingen in netten Bars und Restaurants essen. Wir spazierten händehaltend

durch die Innenstadt und ließen es uns gut gehen. Zwei Wochen später zog ich bei Maik ein. Die Villa war fantastisch. Es gab alles, was das Herz begehrte. Allerdings gab es einen Wermutstropfen. Ich hatte gänzlich vergessen, dass Maja ebenfalls zu Maik gehörte. Seine Tochter war ihm immens wichtig, er kümmerte sich aufopferungsvoll um sie, zu aufopferungsvoll. Die Wochenenden war ich meist allein, er fuhr mit Maja in den Wochenendurlaub und niemand fragte mich, ob ich mitkommen wolle. Am Anfang machte mir das wenig aus, ich genoss die Annehmlichkeiten der Villa, ging in den Pool baden und las in Zeitschriften. Aber mit der Zeit wurde es mir langweilig. Maik wollte mich sicher in seiner Villa wissen. Wenn er nach Hause kam, war da seine neue Freundin. Ansonsten aber traf er sich mit Maja, die – wie er sagte – mich nicht kennenlernen sollte. Ich fühlte mich schlecht. Immer schlechter. Mir fehlten die innigen Gespräche mit Denise sehr. Das Lachen, das Zusammengehörigkeitsgefühl. Alles weg. Zudem spürte ich schon seit Längerem eine Veränderung meines Körpers und ahnte, dass ich ein Kind erwartete. Wahrscheinlich war ich SCHWANGER! Ich hatte niemanden zum Reden und fühlte mich allein. Wie sollte es jetzt weitergehen? Die Freude über eine mögliche Schwangerschaft war erst einmal verhalten, denn ich kannte ja das Spiel. Zudem war ich erst seit drei Monaten mit Maik zusammen und wusste nicht, wie er reagieren würde. Schließlich machte ich einen Termin bei meinem Frauenarzt und er bestätigte mir die Vermutung. Ich war tatsächlich schwanger! Nun war ich doch sehr aufgeregt. Mein Kinderwunsch war immer noch da. Hatte ich es bei Maik darauf angelegt? Bewusst sicherlich nicht, aber im Inneren schon, schließlich verhüteten wir nicht. Ein Kind von Maik? Er hatte bereits eins. Würde er sich freuen? Ich machte mir Gedanken um Gedanken. Meine Welt war mal wieder aus den Fugen geraten. Erst Denise und die bittere Trennung, dann Maik, der fast nie da war und nun ich, schwanger. Wahrscheinlich würde ich es sowieso verlieren, wozu also viel nachdenken. Trotzdem beschäftigte ich mich nahezu ständig mit dem Thema und horchte in meinen Körper hinein. War er diesmal bereit, ein Kind auszutragen? Ich hoffte es sehnlichst. Meine zahlreichen Besuche bei den Ärzten waren mir ein mahnendes Beispiel und ich versuchte, mich im Zaum zu halten. Ich hatte so oft Pech gehabt, warum sollte es diesmal funktionieren? Obwohl ich nicht wusste, wie Maik reagiert, malte ich mir in vielen Stunden aus, wie er mich vor grenzenloser Begeisterung in die Arme schließen würde. "Ein Kind mit dir ist mein größtes Glück", würde er sagen. Ich vertraute ihm. Ja, so würde er reagieren. So und nicht anders. Ich setzte große Hoffnungen in Maik. Schließlich war ich seine Freundin und wohnte bei ihm.

Als er schließlich nach Hause kam, sprudelte es aus mir heraus. „Maik, wir bekommen ein Kind“, strahlte ich. Er war nicht begeistert. Geschockt und gereizt, antwortete er verständnislos: „Das hat mir gerade noch gefehlt.“ Ich war über seine Reaktion tieftraurig und wusste nicht, was nun werden sollte. Die kommende Nacht schlief ich nicht und wälzte mich im Bett hin und her, streichelte meinen Bauch und flüsterte: „Bitte bleib bei mir.“ Maik schnarchte, während ich ruhelos aufstand und meinen Bademantel anzog. Ich beschloss, eine Auszeit zu nehmen, wegzufahren und mir über viele Dinge klar zu werden. Ich setzte mich an meinen Laptop und stöberte im Internet. Schließlich fand

ich ein Schweigekloster, ganz in der Nähe. Das war das Richtige! Ich buchte sofort zwei Wochen für einen hohen Betrag, schrieb meiner Chefin, ich würde mich unwohl fühlen und nahm Urlaub, der sowieso anstand – noch vom letzten Jahr. Das Kloster hatte gute Bewertungen und versprach der Seele und dem Körper gut zu tun. Ich wollte zeitnah dorthin, am besten übermorgen schon.
Kurz darauf reiste ich an. Im Kloster durfte man weder sprechen noch ein Handy bei sich führen. Ich behielt es trotzdem und stellte es auf stumm. Ein Fehler! Maik akzeptierte weder meine Auszeit noch das Schweigekloster. Zwei Wochen lang bombardierte er mich mit Nachrichten. „Du elendes Luder“, schrieb er mir, „Was denkst du dir eigentlich? Bin ich Krösus? Ich bin doch nicht dazu da, dich und dein Baby durchzuschleppen. Ich habe weder Lust darauf, noch will ich es!“ Kein netter Maik mehr! Wüste Beschimpfungen, ich hätte es darauf angelegt, schwanger zu werden, bis zu Drohungen, er würde mir das Kind wegnehmen, war alles dabei. Ich hatte Angst. Ich wusste, er war sehr gewieft, hatte gute Anwälte an seiner Seite und man durfte seine Aussagen nicht auf die

leichte Schulter nehmen. Für ihn war ich anscheinend doch nur eine Eroberung, eine Affäre, eine junge und erfolgreiche Frau, die er besitzen wollte und die nun ein Kind von ihm unter dem Herzen trug. Damit hatte er nicht gerechnet. Mir fehlte Denise unglaublich. Ich hatte keine Ahnung, wie es ihr ergangen war. Es bestand kein Kontakt. Wir hatten uns relativ schnell getrennt – verheiratet waren wir zudem immer noch. Keiner von uns hatte jemals einen Anwalt aufgesucht. Ich nutzte meine Zeit im Kloster, um zu reflektieren. Was wollte ich überhaupt? Maik war nicht meine große Liebe, ich war geblendet von seiner Macht in der Firma, seiner Aura und seiner Erscheinung. Er hatte mir nun gezeigt, dass ich als seine Trophäe mitzuspielen hatte – mitzuspielen nach seinen Regeln. Er wollte mich weder mit Maja zusammenbringen noch hatte er vor, mich zu heiraten oder mir seine Ex-Frau vorzustellen. Ich sollte lediglich bei ihm zu Hause verfügbar sein, wann immer er es wollte. Dafür bot er mir ein angenehmes Leben im Luxus. Hatte ich das nicht alles schon einmal erlebt? Heinz kam mir in den Sinn. Doch Heinz war ein netter Mann gewesen, trotz allem. Er wollte nur das Beste für mich. Er hatte sich auch bei der Scheidung fair verhalten, was ich ihm hoch anrechnete. Immer noch. Trotzdem hatten wir nicht zueinander gepasst, sicherlich auch wegen des großen Altersunterschiedes. Allein Denise hatte mich als Mensch geschätzt, geliebt und verstanden. Mein Inneres, meinen Charakter und meine Eigenarten angenommen und mit ihren verbunden. Ich hatte sie verloren. Es geschah mir recht. Eine innige Liebe, voller Achtung und Respekt zueinander, hatte ich mit Füßen getreten. Nun war ich wahrscheinlich ganz alleine, denn Maik würde nicht bei mir bleiben wollen.

Die Zeit im Kloster tat mir gut und nach zwei Wochen tauchte ich wieder bei Maik auf. Wo sollte ich auch hin? Er konnte nach wie vor mit meiner Schwangerschaft nicht umgehen. In der zehnten Woche bekam ich wieder Blutungen und war unheimlich ängstlich. Nicht schon wieder! Ich fürchtete das Schlimmste. Maik kümmerte sich nicht um mich. Im Gegenteil. Er war froh, dass sich nun die Angelegenheit von selbst zu erledigen schien. Ich kam ins Krankenhaus. Die Ärzte reagierten sofort. Beschäftigungsverbot und Ruhe im Bett, wurde mir verordnet. Bei

meiner Leidensgeschichte waren die Doktoren in Weiß alarmiert. Es wurden Untersuchungen gemacht, Ultraschall und Blutabnahme. Die Ärzte gaben mir Entwarnung! Die Herztöne waren stabil. Sollte es wahr sein?
Ich konnte es nicht glauben. „Ihr Kind sitzt, wo es sitzen soll“, bemerkte mein Arzt treffend und eine unheimliche Erleichterung durchfloss mich. Überglücklich nahm ich alle Vorkehrungen der Doktoren an und blieb, wo ich war – im Bett. Ganze drei Wochen harrte ich nun schon im Krankenhaus aus und wusste nicht, wohin ich danach gehen sollte. Maik hatte mich unheimlich enttäuscht. Er besuchte mich nur ein einziges Mal im Krankenhaus, starrte die ganze Zeit auf sein Handy und sprach mit mir nur das Nötigste. Er hatte zeitnah einen Vortrag in der Firma zu halten und war damit beschäftigt, wie er sagte. Ich wusste, ich musste raus aus der Villa.
Nach dem Krankenhaus schlief ich erst einmal wieder bei meinen Eltern. Ich sollte größtenteils im Bett bleiben, durfte aber aufstehen und auch spazieren gehen. Alles, was mir guttun würde, sollte ich machen, hatten die Ärzte mir verordnet. Ich verlor keine Zeit und besuchte von nun

an regelmäßig eine Konditorei im nahen Stadtteil, in dem ich mit Denise gewohnt hatte. Ich wusste, dort ging sie einkaufen. Meine Hoffnungen erfüllten sich. Eines Tages traf ich sie. Sie sah schrecklich aus. Ihr schmerzvoller Blick ruhte auf mir. Denise sah mir sofort an, dass ich unglücklich war, kannte sie mich doch genau. Wir sprachen kurz miteinander und ich erzählte ihr, dass ich schwanger war. Erneut brach ich ihr das Herz. Sie sah mich so unendlich traurig an, dass ich mich schämte. Was war ich nur für ein Mensch? Was tat ich ihr an? „Von wem ist es?“, fragte sie mich geknickt. Sie wusste bis zuletzt nicht, dass ich mit meinem Boss schlief, dass er – Maik – es war. Nun musste ich ihr auch noch diese Tatsache vor Augen führen. Ich ließ eine gebrochene Denise zurück. Ich fühlte mich unsagbar schlecht. Warum konnte ich mir selbst nicht zeitig genug die Augen öffnen, wer tatsächlich die Liebe meines Lebens war? Musste ich wieder alles zerstören? Wahrscheinlich ist es besser, ich bliebe alleine. So ein Mensch wie mich konnte man keinem antun. Ich fand mich abscheulich und widerlich. Was hatte ich nur getan? Denise’ unendlich schmerzhafter Blick verfolgte mich bis in den

Schlaf. Ich konnte nicht aufhören zu weinen.
Durch mein Beschäftigungsverbot verlor ich natürlich meine Führungsposition in der Firma und es wurde eine neue Person vorgesehen. Ich erfuhr von Kollegen, mit denen ich nach wie vor in Kontakt stand, dass es sich dabei um Janine handelte. Janine war eine der zahlreichen Ex-Frauen von Maik aus der Firma, mit der er noch kurz vor unserem Zusammensein ein Verhältnis gehabt hatte. Ich war geschockt. Ausgerechnet Janine! Maik hatte sie dem Vorstand vorgeschlagen und ins Spiel gebracht, klärten mich die Kollegen auf. Eine Welle der Eifersucht erfasste mich. Unglaublich! Ich rief Maik an und brüllte ins Telefon: „Wenn du das machst, wenn Janine meinen Job bekommt, bin ich endgültig weg!“ Maik antwortete gelassen, er habe dies so nicht gewollt, meine Chefin hätte Janine vorgeschlagen. Ich glaubte ihm nicht. Er war ein Lügner und Betrüger. Ich rief sofort meine Vorgesetzte an und tat unwissend. Ich erfand einen Vorwand, um sie etwas auszuhorchen und fragte nach, wie denn die Projekte so laufen würden.
Nichtsahnend erzählte sie mir, wie begeistert der Vorstand und auch Maik von Janine wären.

„Mit dir war es ja schon toll, aber nun mit Janine ist es noch besser, sie hat eine hohe Kompetenz und bringt sich fantastisch ein. Gott sei Dank hat Maik sie für den Job vorgeschlagen“, schloss sie. Damit hatte ich Gewissheit. Sie war längst eingestellt! Ich tat, was ich in dieser Situation einfach tun musste! Ich machte Schluss mit Maik. Er nahm es gelassen auf, vielleicht war er ja sogar schon wieder mit Janine zusammen. Ich brauchte unheimlich viel Zeit, um darüber hinwegzukommen und schrieb Denise eine Postkarte, ob wir uns denn nicht mal zum Spazierengehen treffen könnten. Ich hätte ihr so unglaublich viel zu sagen. Tatsächlich fehlte sie mir sehr und ich wollte sie zurück. Denise reagierte nicht! Sie war verständlicherweise gekränkt und verletzt. So war ich ganz alleine in meiner Schwangerschaft, die glücklicherweise normal verlief. Alle Ultraschalluntersuchungen, Nackenfaltenmessungen und Sonstiges verliefen zufriedenstellend. Immer noch schonte ich mich sehr. Meine Eltern kümmerten sich in dieser Zeit sehr um mich und als ich hochschwanger war, wurde ich zur Vorsicht ins Krankenhaus gebracht. Die Ärzte wollten eine durchgängige Kontrolle und entschieden sich schlussendlich auch für einen Kaiserschnitt. Nach wie vor war mein Körper dünn und relativ schwach, sodass ich eine normale Geburt nicht überstanden hätte. Meine Seele, mein Inneres, war zu jener Zeit erschöpft. Ich freute mich sehr, Mutter zu werden, es war schließlich mein Traum. Nichtsdestotrotz war ich allein. Ich weinte viel im Krankenhaus, der Schmerz über all das Geschehene drohte mich zu zerbrechen. Ich hatte den liebsten Menschen verletzt, den es auf der Welt gab. Meine Denise! Ich gab mir selbst eine letzte Chance und schrieb ihr einen langen Brief aus dem Krankenhaus und teilte ihr mit, wo ich war. Meine Hoffnung wurde jedoch zunichte gemacht. Außer meinen Eltern besuchte mich niemand. Kein Maik, keine Denise. Schließlich rückte der Termin zur Entbindung näher und ich wurde zum emotionalen Wrack. Ich weinte und weinte über meine verlorene Liebe zu meiner Frau und konnte mich kaum beruhigen. So viel Schmerz, so viel Leid. Mein Innerstes bebte. In den Nächten wachte ich von meinem Schluchzen auf, an den Tagen konnte ich vor lauter emotionaler Erschöpfung nicht mehr klar denken. Ich war voller Reue und schlechtem

Gewissen. Ich kam nicht umhin, mich immer und immer wieder zu fragen, wieso ich so viele Männer in mein Leben gelassen hatte. War ich so kaputt? Wieso hatte ich mich von einer zur anderen Beziehung geschwungen, stets auf der Suche nach der wahren Liebe. Was genau fehlte mir? Ich ließ all meine früheren Beziehungen Revue passieren, stets hatte ich mich von einem Extrem ins andere geflüchtet. Seit der Flucht in den Westen hatte ich mich auf einer emotionalen Achterbahn bewegt, suchte den Kick, war ins Bodenlose gefallen und dennoch nie richtig angekommen. Ich wollte meine Eltern schocken und gleichzeitig stolz machen. Hatte meinen Körper ruiniert, mich bis zur Selbstaufgabe in meinen Jobs gequält. Für was? Für wen? Nur bei Denise empfand ich aufrichtige Wärme und Zuneigung. Einem Mädchen aus dem Osten, die meine eigene Vergangenheit mittrug. Die mich verstand und mein Innerstes nach außen brachte. Mich zu einem besseren Menschen machte. Ich war immer auf der Suche, ich selbst sein zu dürfen, mit allen Fehlern und Schwächen. Hatte mich grenzenlos verrannt in meinem Leben.

Schließlich hielt ich Olivia in meinen Armen.

Es war Ende August geworden, als ich mein kleines Bündel Glück an mein Herz drückte. Trotz Kaiserschnitt hatte mich die Geburt viel Kraft gekostet und ich blieb, wo ich war, im Krankenhaus. Ich traute mir auch nicht wirklich zu, alleine mit meinem Schatz das Leben zu meistern und war froh, dass sich die Ärzte kümmerten. Olivia – dieser Name kam mir in den Sinn, kurz bevor ich mein Kind gebar. Er bedeutet: „Die Kämpferin" – ja der Name passte zu ihr. Entzückt betrachtete ich ihr liebliches Gesicht, welches noch vor Anstrengung der Geburt ganz rot war. So etwas Schönes hatte ich noch nie gesehen. Sie sah aus wie eine Puppe. So winzig und zart. Ich wurde nicht müde, sie anzusehen. Mein Kind! Mein wunderschönes Kind! Ich danke dir von Herzen, dass du den Weg zu mir gefunden hast. Liebevoll gab ich ihr einen Kuss.
Später erhielt ich Besuch von meinen Eltern. Was waren sie entzückt von meiner kleinen Kämpferin. Immer wieder musste ich daran denken, wie meine Eltern all die Jahre meine Entscheidungen – ob nun falsch oder richtig – akzeptiert hatten und immer für mich da waren. Meine guten Eltern! Wie brauchte ich sie jetzt.

Sie waren stolze Großeltern und nahmen Olivia liebevoll in ihre Arme. Ich lernte in den kommenden Tagen, wie man ein Baby wickelte und was man eben so tat, wenn man Mutter war. Ich hatte überraschenderweise sehr viel Milch für Olivia und so konnte ich die Zeit des Stillens mit ihr sehr genießen. Noch war ich nicht aus dem Krankenhaus raus und konnte mich so vor dem Alltag verstecken. Ich war nun ganz alleine. Maik hatte sich, nach wie vor, nicht blicken lassen. Ich schrieb ihm über mein Handy eine Nachricht und sendete Fotos von seiner Tochter, ich erhielt keine Reaktion!

Mein Vater

Ich verließ das Krankenhaus nach insgesamt drei Wochen. Drei Wochen ohne ein Wort von Denise oder Maik. Ich fühlte mich furchtbar. Ich war bei meinen Eltern ein gern gesehener Gast, wie schon so oft und natürlich, jetzt mit Olivia, erst recht. Ich genoss die Zweisamkeit mit meinem Baby sehr und war glücklich und traurig in einem. Mir war nicht klar, wie es weitergehen sollte. Erst einmal war ich in den Schoß meiner Familie zurückgekehrt und das war gut so. Ich lief mit Olivia im Schlepptau zu sämtlichen Kindesuntersuchungen, ließ mich selbst mehrmals durchchecken und versuchte, mich gesund zu ernähren. Schließlich brauchte ich Milch für meinen Schatz, und da kam mir natürlich nicht in den Sinn, Diät zu halten. Früher war dies immer mein Ventil gewesen, um Sorgen und Probleme zu bekämpfen. Hier und jetzt aber gab ich meiner Krankheit keinen Raum mehr. Ja, ich fühlte mich sogar geheilt. Meine Tochter entwickelte sich prächtig, und das machte mich unglaublich stolz. Ich hatte nach wie vor Kontakt zu Jana, die mittlerweile längst verheiratet war. Sie war mir eine solch wertvolle Freundin und Stütze in diesen schwierigen Zeiten, dass ich ihr dankbar war, dass sie stets und ständig für mich ein offenes Ohr hatte. Sie vertrat die Meinung, ich solle um Denise kämpfen. Bloß wie? Denise hatte nicht auf meinen Brief aus dem Krankenhaus reagiert und Jana war der festen Überzeugung, ich solle sie mit Olivia aufsuchen. Mir fehlte der Mut. Was wenn sie mir die Tür vor der Nase zuschlug? Wahrscheinlich lebte sie noch immer in unserer alten gemeinsamen Wohnung und ich könnte sie theoretisch aufsuchen. Ich haderte mit mir. Schlussendlich jedoch, machte ich mich eines Tages auf den Weg, Olivia war nun schon drei Monate alt und quickste vergnügt vor sich hin. Ich hatte sie besonders niedlich angezogen und als ich mit der Babyschale endlich vor Denise' Haus auftauchte, konnte ich es selbst nicht glauben. War Denise überhaupt zu Hause? Wie würde sie reagieren? Ich liebte meine Frau immer noch sehr, ja ich glaubte daran, dass sie schlussendlich immer noch meine Frau war. Wir waren verheiratet, immer noch. Wie schön wäre es, wenn wir wieder ein Paar werden würden. Ich nahm all meinen Mut zusammen und klingelte. Erstaunt öffnete Claudia

mir die Tür. Claudia? Was machte die denn hier? Sie war eine gemeinsame Freundin von Denise und mir, die ebenfalls einen Hang zu gleichgeschlechtlichen Beziehungen hegte und die wir in unseren gemeinsamen Zeiten kennengelernt hatten. „Ist Denise da?", kam es gepresst aus mir heraus. Claudia atmete hörbar aus. „Schon, aber für dich nicht zu sprechen." Ich wusste nicht, wie ich mich verhalten sollte und stand mit Olivia regungslos da. Plötzlich nahm ich hinter der Tür eine Gestalt wahr. Es war Denise. Sie schaute mich fassungslos an. „Was machst du hier?", fragte sie mich. „Ich wollte dich besuchen und, ähhh, na ja, Olivia vorstellen", ich machte eine Handbewegung zu meinem niedlichen Kind. Denise hatte einen schmerzhaften Ausdruck in den Augen, der mich schier verzweifeln ließ. „Ich bin jetzt mit Claudia zusammen", kam es stoßweise aus ihr heraus. Was? Mit Claudia? Unserer gemeinsamen Bekannten? Ich konnte es nicht fassen.
„Dann ist ja alles gesagt", hörte ich mich sagen und verschluckte mich fast am letzten Wort. Ich machte auf dem Absatz kehrt und sah zu, dass ich mit Olivia davon kam. Wie konnte Denise sich nur so schnell trösten? Ich war fassungslos.

Etwas in meinem Inneren sagte mir, dass Denise es nicht aushielt, dass sie vor Schmerz einen anderen Weg eingeschlagen hatte, der sie ablenkt. Der andere Teil von mir war wütend und böse auf sie. Wieso nur konnte sie so leichtfertig in eine neue Beziehung starten? Ich hatte nie einen Brief erhalten, nicht von Anwälten, nicht von ihr selbst, in dem sie mich bat, die Scheidung einzureichen. Wahrscheinlich spielte das alles aber keine Rolle mehr. Sie würde es schon noch tun. Alles war zu frisch und die Beziehung zu Claudia neu und musste sich erst finden. Ich spürte unendlichen Schmerz in mir aufkommen. Ich stellte mir vor, wie Claudia meine Denise berührte. Ich war verzweifelt. Es tat höllisch weh. Natürlich war alles meine Schuld. Ich hatte sie verletzt, gedemütigt und hintergangen. Ich hatte ein Kind von Maik. Meinem Boss! Schlimm genug. Von ihm würde ich sicherlich auch irgendwann hören, aber damit wollte ich mich derzeit nicht beschäftigen. Immerhin hatte ich Olivia. Sie war ein liebes Kind, ruhig und schrie fast nie. Ich hatte immer noch ausreichend Milch und wollte sie, so lange es ging, stillen. Meine Brüste waren riesig und boten ausreichend Nahrung für meinen Engel. Immerhin hatte ich wenigstens das auf die Reihe gebracht. Bedrückt fuhr ich nach Hause. „Du musst um sie kämpfen", wieder einmal war es Jana, die mich am Telefon versuchte zu bestärken. „Du hast sie unglaublich verletzt, es ist nur natürlich, dass sie jetzt einen Ausgleich sucht und Claudia in ihr Leben gelassen hat", versuchte sie mir zu erklären. „Meinst du wirklich?“, antwortete ich, wenig überzeugt. „Es kann auch sein, dass sie Claudia nun liebt!", versuchte ich die Sache zu drehen. „Im Brustton meiner Überzeugung! Nein!", war Janas Antwort. Ich wusste selbst nicht, was ich tun sollte, natürlich hatte Jana Recht. Der Schmerz in den Augen von Denise, ließ mich ahnen, dass meine Freundin am Telefon doch Recht hatte. Ich würde um Denise kämpfen. Allerdings, wenn die Beziehung zu Claudia Tiefe hatte, wollte ich Denise nicht im Wege stehen und ihr Glück zerstören. Ich wünschte Denise nämlich nur das Beste. „Hallo, bist du noch da?", fragte mich Jana am Apparat. „Ja, bin ich, ich habe nur nachgedacht", antwortete ich. „Also, was willst du tun?", fragte mich meine Freundin. „Lass mir ein bisschen Zeit, ich muss mir einen Plan ausdenken und dann werde ich

dir Bescheid sagen", war meine knappe Antwort. Wir beendeten das Gespräch und ich versank erneut in meine Gedankenwelt. Noch hatte ich Denise' Handynummer, noch hatte sie mich nicht blockiert. Ich war frei in der Entscheidung, ihr zu schreiben, meine Liebe zu gestehen, um Verzeihung zu bitten und zu hoffen. Was blieb mir anderes übrig? Noch mal zu Denise gehen, das brachte ich nicht fertig. Claudia würde ihrerseits sowieso alles tun, um zu verhindern, dass ich mit Denise sprach.
Zunächst jedoch trug ich mich noch mit einem anderen Gedanken, der – wollte ich Seelenheil – endlich aufgearbeitet werden musste. Das Gespräch mit meinem Vater über die Flucht in den Westen! Jahrelang verdrängt, hatte ich keinen Mut gehabt, ihn anzusprechen, wie er uns nur damals verlassen konnte. Jetzt, da ich Olivia hatte, Verantwortung für ein kleines Wesen wie sie, wollte und konnte ich mich nicht länger so quälen. Ich musste endlich mit meinem Vater sprechen! Ich ging in Gedanken verschiedene Situationen durch. Wie und wann war der beste Zeitpunkt? Wie würde er reagieren? Ich wollte ihn anschreien, ihm sagen, wie sehr mich sein Alleingang damals immer noch beschäftigte.

Wie es mein Leben prägte und wie sehr ich eine loyale Vaterfigur vermisst hatte. Jemand, der seine Frau und Kinder niemals im Stich ließ. Der lieber unter dem DDR-Regime weiter lebte, als seine Familie zu verlieren. Ich wollte ihm sagen, wie viele Stunden ich beim Psychologen gesessen hatte, wie viel Geld und Nerven es mich kostete, aufzuarbeiten, was er damals getan hatte. Ich wollte ihm vor Augen führen, wie sehr sich meine geliebte Mutter quälte, als sie die Ausreise für uns nicht bekam, die Ängste, die Kinder vielleicht im Heim zu wissen. All das hätte passieren können. Ja, ich musste mit ihm sprechen und zwar bald. Durch Olivia fühlte ich mich stark genug. Wir waren nun zu zweit und egal, wie das Gespräch enden würde, er wollte sicher nicht Tochter und Enkelin verlieren. Da wir aktuell bei meinen Eltern wohnten und ich mich noch nicht stark genug fühlte, eine Wohnung für meine Tochter und mich zu suchen, fiel mir sein Musikraum im Haus ein. Dort war er oft. Alleine! Spielte Musik und war entsprechend gut gelaunt. Eigentlich störte ihn niemand in unserer Familie, wenn er am Proben war. Aber ich würde es tun. Gleich jetzt würde ich ihn aufsuchen. Wozu

Zeit verlieren? Ich konnte mir noch so sehr verschiedene Orte und Situationen vor Augen führen, die besser gewesen wären, ich wollte es einfach hinter mich bringen. Ich stieg, etwas zittrig, die Treppen hinab und klopfte zaghaft an die Tür. „Herein", antwortete mein Vater. Ich stieß die Tür auf und stand da wie angewurzelt. „Hast Du für mich Zeit?", fragte ich und meine Stimme wollte mir nicht gehorchen. „Ist etwas mit Olivia?", fragte mein Vater verdutzt. „Nein, nein, ich habe sie zum Schlafen hingelegt, ich möchte etwas mit dir besprechen", antwortete ich. Er legte seine Gitarre zur Seite, zog sich einen Stuhl heran und wies mich an, auf dem anderen Platz zu nehmen. „Was kann ich für dich tun?", fragte er. Ich wusste nicht, wie beginnen, wie überhaupt das Thema zur Sprache bringen. Doch plötzlich fand ich Worte. Sie sprudelten aus mir heraus, ich hörte mich selber sprechen, stand neben mir und sah mir dabei zu, wie ich meinen Vater anklagte.
Ich beschönigte nichts. Ich sagte ihm die ganze bittere Wahrheit. Meine Magersucht, mein Leben, welches immer wieder in Scherben lag, meine ewige Suche nach Liebe und mein grenzenloser Wunsch, anzukommen – anzukommen

in Westdeutschland. Bis heute war mir das mehr oder minder nicht wirklich geglückt.
Er hörte mir zu, sprach kein Wort. Ich hörte und hörte nicht auf. Ich weinte, schrie ihn an, wurde leise, wieder lauter. Immer noch sagte er nichts. Ich ließ ihn auch nicht zu Wort kommen, mein Innerstes bebte und die Tränen liefen mir über die Wangen. „Mein Kind, bitte beruhige dich", mein Vater sprang erschrocken auf und nahm mich in die Arme. Ich stieß ihn zurück und schüttelte vehement den Kopf und sah ihm dabei ins Gesicht. Er sah zerknirscht und traurig aus, die Haare fielen ihm wild in die Stirn und seine Miene wirkte verletzt. Mein Vater hob abwehrend die Hände und sagte leise: „Bitte Daniela, lass mich sprechen." Dann begann er mir zu erzählen, wie sehr ihn die DDR gequält hatte, wie unglücklich er war und außerstande, dort weiterzumachen. Er erzählte weiter, wie er in vielen, vielen Nächten mit meiner Mutter sprach, die seine Meinung teilte. Wie er sich und seine Musik nicht richtig ausleben konnte, bei Auftritten nur ostdeutsche Popmusik zu spielen hatte und argwöhnisch beobachtet wurde, dass er auch ja keine westliche Musik zum Besten gab. Wie er im Betrieb unter den

Genossen litt. Wie Zwänge und das sozialistische Protokoll ihn zermürbten. „Schließlich wurde eines Nachts unser Tour-Bus aufgebrochen. Alle wertvollen und lange ersparten Musikinstrumente waren weg", schloss er. Dann sah er mich lange liebevoll an, ehe er weitersprach. „Das war das Ende für mich. Ohne Musik war ich ein Niemand. Die Musik brachte mir die Freiheit, die ich im Leben nicht hatte. Ob ich nun ostdeutsche Lieder spielen musste oder nicht, Musik bringt die Menschen näher. Sie öffnet mein Herz." Ich schluckte. Ja, das konnte ich sogar verstehen. Noch heute spielt er in einer Band und studiert Lieder ein. Bei offiziellen Auftritten bin ich stolz auf ihn, stehe in der Menge und klatsche begeistert mit. „Trotzdem hast du uns verlassen", kam es schließlich gequält aus mir heraus. Er sah mich lange traurig an. „Deine Mutter hat es natürlich gewusst, mein Schatz", sagte er. „Wir haben uns abgesprochen. Sie war einverstanden, dass – sollte ich den Urlaub bei meiner Mutter im Westen genehmigt bekommen – dort bleibe. Deine Mutter sollte dann sofort die Ausreise beantragen und ich hier für euch vorarbeiten, damit wir etwas Geld und ein schönes Leben haben konnten." Er lächelte. „Ich hätte es nie gemacht, wenn deine Mutter nicht einverstanden gewesen wäre." Ich war sprachlos und merkte, wie meine Knie anfingen zu zittern. Ich wusste nicht, was ich sagen sollte. Die Erkenntnis traf mich wie ein Schlag. „Mutter hat es gewusst?", preschte ich mühsam hervor. „Ja, mein Kind", antwortete mein Vater leise. „Es tut mir leid, was wir dir angetan haben. Wir haben damals nicht an die Konsequenzen gedacht. Nicht, was mit dir passiert, nicht mit Christian. Wir wollten nur raus aus der DDR, so schnell wie möglich." Ich nickte. Ein völlig neuer Blick auf meine jahrelange Quälerei. Ich wusste nicht, was ich noch sagen sollte. Es war alles gesagt! Mutter hatte es gewusst. Sie hatte felsenfest damit gerechnet, dass die DDR so wütend auf meinen Vater sein würde, dass er im Westen geblieben war, dass sie auch mit dem Rest der Familie nichts mehr zu tun haben wollten. Fehleinschätzung! Die Ausreise wurde uns nicht genehmigt! Ich stand auf und umarmte meinen Vater, der wie ein Häufchen Elend auf seinem Stuhl hockte. „Warum habt ihr es mir nie gesagt?", fragte ich. „Wir wussten nicht, dass meine Flucht der Auslöser für so viel Leid in deinem

Leben war", sagte er geknickt. Wir hielten es nicht für nötig, noch viel über damals zu sprechen. Hauptsache, wir waren wieder zusammen."

„Für mich wäre es wichtig gewesen", antwortete ich und dann ging ich einfach aus dem Zimmer. Ich hörte ihn noch rufen: „Es tut mir so leid, wirklich". Mir tat es auch leid, aber ich wusste nun, dass meine Wunden heilen würden. Die neue Erkenntnis bestärkte mich. Er hatte meine Mutter nicht betrogen, sie haben es zusammen entschieden!

Das Glück wartet nicht

Nun, da es mir seelisch und moralisch besser ging, beschloss ich, gegen Maik vorzugehen. Er hatte sich bis jetzt nicht gemeldet. Unterhaltszahlungen flossen nicht und auch wenn ich lieber auf alles verzichtet hätte, musste es um Olivias willen sein. Ich wollte ihr ein Sparkonto einrichten und später sollte sie einmal etwas davon haben, den Führerschein machen oder eine erste eigene Wohnung einrichten. Ich recherchierte im Internet, was mir zustand und tat mich mit den Behörden zusammen. Es war für mich ein Kraftakt, dorthin zu gehen und einzugestehen, dass sich der leibliche Vater meines Kindes so gar keine Mühe gab, am Leben seiner Tochter teilzuhaben oder Zahlungen zu leisten. Ich wollte ihm keine Steine in den Weg legen, ein Besuchsrecht einräumen und ihm sogar meine Tochter alle zwei Wochen übers Wochenende überlassen, wenn sie etwas größer war, sobald er denn Interesse zeigte. Zu ihm zurück wollte ich auf keinen Fall, was für ihn – ganz klar – sowieso nicht infrage käme. Ich war eine Affäre für ihn, er hatte mich erobert und nur leider die Rechnung ohne Kind gemacht.

Ich regelte also, was es zu regeln gab und die Sachbearbeiterin erklärte mir, dass er angeschrieben werden würde mit der Aufforderung zur Unterhaltszahlung für seine Tochter. Damit hatte ich eine Lawine losgetreten. Denn Maik fing an, mich per Sprachnachrichten auf meinem Handy wüst zu beschimpfen. Er, der in einer Villa wohnte, er, der Geld wie Heu hatte. Es waren furchtbare Nachrichten, die über Wochen, gar Monate so weitergingen. Zunächst antwortete ich noch auf diverse Beleidigungen zu meiner Person und rechtfertigte mich, später dann reagierte ich gar nicht mehr. Auf Worte wie: „*Du Betrügerin, hast es darauf angelegt. Willst an mein Geld. Wenn du mich fragst, warst du ein nettes Betthäschen, mehr nicht. Glaubst du, ich hätte dich geheiratet? Du bist einfältig und dumm. Dass ich auf so was überhaupt angesprungen bin*“, hatte ich einfach keine Antworten mehr.

Seine Nummer wollte ich dennoch nicht löschen oder mir eine neue anschaffen, waren wir doch fürs Leben miteinander verbunden. Olivia sollte ihn doch später einmal kennenlernen. Es war furchtbar. Wie hatte ich mich nur so in ihm täuschen können? War es verletzter Stolz? Ich wusste es nicht. Schließlich wurde er anscheinend müde, immer wieder keine Antwort zu erhalten und stellte seine Nachrichten ein. Vorsichtig erleichtert, freute ich mich. Ich hatte beschlossen, nach dem Elternjahr nicht mehr in meine alte Firma zurückzukehren, denn dort wartete Maik. Auf keinen Fall konnte ich, unter solchen Umständen, arbeiten. Ich beschloss also, meiner Chefin reinen Wein einzuschenken und rief sie an. Bis zu diesem Zeitpunkt wusste sie nicht, dass meine Olivia von Maik war und als ich ihr die Wahrheit sagte, schnappte sie nach Luft. „Mein Gott, Daniela!", kam es aus ihr herausgepresst. „Ich hatte ja keine Ahnung". Ich erzählte ihr so viel Details, wie in meiner Situation eben möglich war, beschönigte etwas und stellte es nicht ganz so schlimm dar, wie es in Wirklichkeit war. Nämlich das Maik meine süße Olivia einfach nicht wollte. Überrascht war ich wiederum, als meine Chefin mir erzählte, dass Maik wieder liiert sei. Na, das ging ja schnell. Daher hatte er aufgehört zu schreiben. Eine neue Eroberung nahm seine ganze Aufmerksamkeit ein. Ich wusste nicht, ob ich mich darüber freuen sollte. Sicherlich war es gut für mich, nicht mehr seine Angriffsfläche zu sein, wusste ich doch, wie gerne er Frauen hatte und wie sehr er damit beschäftigt war, eben solche für sich zu gewinnen. „Diesmal scheint es etwas Ernsthaftes zu sein", unterbrach meine Chefin am Telefon meine Gedanken. „Wieso das denn?", lachte ich laut auf. „Das glaubt doch kein Mensch". „Doch, doch", antwortete sie daraufhin, „er denkt über eine erneute Heirat nach und die junge Dame arbeitet nicht in unserem Unternehmen". Das musste ich nun erst einmal verdauen. Maik war ja schneller als die Eisenbahn. Olivia wurde gerade mal ein Jahr alt. Ich horchte in mich hinein. War ich verletzt? Tat es weh? Nichts dergleichen. Ich hatte Maik nie aufrichtig geliebt, ich war geblendet gewesen von seiner Person und was er in der Firma darstellte. Ich atmete erleichtert auf. Ich schaffe es alleine. Ich werde mein Glück finden und mit Olivia ein schönes Leben führen. Ja, ich wünschte Maik sogar, dass er ernsthaft liebte, die Frau für das Leben getroffen hatte und diese sich gut mit Maja verstand. Schließlich konnte er mit seinen Eroberungen nicht so weitermachen, bis er alt und grau war.

Die nächsten Wochen verbrachte ich damit, einen Kinderkrippenplatz für Olivia zu suchen

und den Vorbereitungen für die Traumhochzeit meiner Eltern. Mutter und Vater wollten sich noch einmal das Ja-Wort im Ausland geben. Wie romantisch, nach allem, was passiert war. Ich brachte mich sehr ein, denn nun, nachdem ich die ganze Wahrheit wusste, wollte ich meine Eltern nur noch glücklich sehen. Ich organisierte und organisierte.
Es sollte mein letztes großes Projekt werden, bevor ich wieder arbeiten ging. Ich schaute mich schon gezielt nach einer neuen Tätigkeit um und stand kurz vor einem Vorstellungsgespräch in einer hochkarätigen Agentur für Webdesign. Ich würde noch einmal von vorne beginnen müssen. Aber das war in Ordnung für mich. Schließlich wollte ich nur halbtags arbeiten und wohnte zudem noch bei meinen Eltern. Der Unkostenbeitrag war nicht sehr hoch und ich hatte zudem noch einiges gespart. Ich buchte also für meine Eltern, meinen Bruder, Olivia und mich Flugtickets und ein Hotel in Thailand. Meine Eltern wollten am Sandstrand der Insel Koh Samui romantisch heiraten. Ich korrespondierte mit dem Hotel und reservierte eine Traumhochzeit in Weiß mit Fotografen und Dekoration am Beach. Vierzehn Tage

wollten wir dort verbringen. Wir freuten uns alle sehr darauf.
Bereits drei Wochen später bestiegen wir von München aus die Thai Air und freuten uns über angenehme Sitzplätze und gutes Essen. Wir wussten, es würde ein langer Flug werden. Olivia schlief und war auch ansonsten sehr lieb. Eigentlich wollte ich mit meiner Kleinen noch nicht so lange Strecken reisen, aber das hier war etwas Besonderes. Meine Eltern hatten unterdessen mit Maik telefoniert. Denn er war der leibliche Vater und ich brauchte eine Genehmigung von ihm, dass ich mit Kind verreisen durfte. Ich wusste nicht genau, was meine Eltern mit ihm besprochen hatten, aber ich bekam das wertvolle Papier und konnte somit ausreisen. Auch flossen jetzt die Unterhaltszahlungen, aber ansonsten bestand kein Kontakt. Ab und zu sandte ich ihm aktuelle Fotos von Olivia auf sein Handy, aber er reagierte nicht darauf. Mal wieder dachte ich an Denise. Meine Denise! Ich hatte mit Absicht einige Zeit verstreichen lassen, ohne mich bei ihr zu melden. Ob sie noch mit Claudia glücklich war? Täglich dachte ich an sie, auch wenn ich in letzter Zeit ausreichend beschäftigt war und es mir

ansonsten seelisch ganz gut ging. Ich liebte sie immer noch und wollte, wenn ich aus Thailand zurück war, endlich Kontakt aufnehmen. Wir waren immer noch verheiratet, ein Zeichen für mich, dass ich die Hoffnung nicht verlieren wollte. Angekommen in Thailand, wurden wir an der Rezeption mit einem freundlichen „Sawadee kha“ begrüßt. Unser Hotel lag einfach traumhaft. Kilometerlanger, pudriger Sandstrand, glitzerndes Meer und ebensolche Palmen, die im Winde verträumt vor sich hin wiegten. Ich freute mich so sehr auf die kommenden Tage und vor allem auf die Zeremonie, dass ich seit Langem mal wieder richtiges Glück in mir spürte. Ich hatte mein süßes Kind, liebevolle Eltern und einen tollen Bruder. Alles andere würde sich finden. Innerlich ausgeglichen, packte ich meine Koffer im Hotelzimmer aus und öffnete die großen Terrassentüren. Einfach himmlisch dieser Ausblick auf das offene Meer. Ich zog die frische Brise in meine Lungen. Die nächsten achtundvierzig Stunden verbrachten wir ganz entspannt am Pool, schliefen und ruhten uns vom Flug aus. Am dritten Tag unserer Thailandreise sollte die Hochzeit sein.
Ich hatte ein Unternehmen gebucht, das höchste

Professionalität versprach. So fand ich mich bei meiner Mutter im Hotelzimmer wieder und half ihr, sich anzuziehen. Als ich ihren Reißverschluss zuzog und sie im Spiegel betrachtete, kamen mir die Tränen. Sie war immer noch eine sehr anmutige und schöne Frau. Was hatte sie nicht alles erleiden müssen? Jetzt aber heiratete sie noch einmal ihre große Liebe. Ich freute mich so sehr für sie. Sollte ich dieses Glück auch irgendwann einmal haben? Ich hoffte es so sehr.

Später am Nachmittag, als die Hitze etwas nachließ, sollten wir uns alle am Strand einfinden. Der von uns engagierte Fotograf sollte alle Momente für die Ewigkeit festhalten, so auch das Candle-Light-Dinner für meine Eltern, als krönenden Abschluss. Endlich war es so weit. Wir versammelten uns am Strand. Meine Eltern barfuß, das weiße Traumkleid meiner Mutter wehte im Wind. Eine wunderbare Dekoration empfing uns. Blumen über Blumen zu Kränzen geflochten und ein geschmückter Torbogen, durch den meine Eltern Hand in Hand schritten. Die Zeremonie wurde in Deutsch gehalten und als meine Eltern sich gegenseitig versprachen, bis zum Tod den jeweils anderen zu lieben und zu ehren, war es um mich geschehen. Ich heulte wie ein kleines Kind. Auch mein Bruder war sichtlich gerührt. Die Trauung wurde später mit einer thailändischen Wassersegnung beendet. Wunderschön und sehr romantisch. Unsere Eltern sahen so glücklich aus, dass ich mir hoch und heilig versprach: Sollte ich noch einmal eine Chance bei Denise bekommen, würde ich ihr, bis zu meinem Lebensende, Treue geloben. Die kommenden Tage in Thailand gestalteten wir kulturell und mit viel Begeisterung für die Natur des Landes. Olivia hatte sich an das Klima gewöhnt und ich achtete darauf, dass sie immer ausreichend vor der Sonne geschützt war und genug zu trinken hatte. Wir fuhren auf einer schicken Yacht, mit ausreichend frischer Verpflegung an Bord zum Ang Thong Meerespark. Dort erkundeten wir abgelegene Lagunen und waren erstaunt über die Pracht der Naturvielfalt. Wir besuchten die folgenden Tage auch den BIG-BUDDHA-TEMPEL. Die Buddha-Statue hatte es mir besonders angetan. Die Schönheit des Tempels zu sehen und in sich aufzunehmen, mehr von der Religion der Bevölkerung zu erfahren und selbst etwas zu meditieren, das war für mich einfach berauschend.

Ich betete für Olivia und mich, aber auch für Denise, die in meinen Gedanken mitreiste. Mein Vater wollte unbedingt auch noch den mumifizierten Mönch im Tempel Wat Khunaram sehen und ich den höchsten Wasserfall in Koh Samui. So genossen wir einige sehr schöne Ausflüge, erholten uns zwischendurch und faulenzten am Pool. Ich führte intensive Gespräche mit meinem Bruder, der mir wirklich wichtig war und sich seit Längerem mit einem Auslandsaufenthalt beschäftigte. Er wollte die Welt kennenlernen und für ein Jahr oder länger auswandern. Ihm war noch nicht klar, wohin die Reise gehen sollte, aber weg wollte er auf alle Fälle.

Meine Eltern waren traurig darüber, aber stolz gleichermaßen und unterstützten ihn. Ich natürlich ebenfalls, denn Reisen bildet und Sprachen zu erlernen, war wichtig für das Leben. Ich erinnerte mich mit Schaudern daran, wie schwer es mir damals fiel, im Gymnasium Englisch zu erlernen. Ich war sehr stolz auf meinen Bruder, der zu einem attraktiven, jungen Mann gereift war und bereits eine feste Freundin in Regensburg hatte. Diese wollte ebenfalls die Welt entdecken und mein Bruder trug sich mit dem

Gedanken, sie mit auf Reisen zu nehmen. So wurden wir nicht müde, uns intensiv zu unterhalten und Christian hatte dabei Olivia auf seinem Schoß, die vergnügt jauchzte, als er sie hin und her schaukelte. Er war ein sehr aufmerksamer Onkel und liebte seine Nichte von Herzen. Unser Hotel besaß alle Annehmlichkeiten, die man sich wünschen konnte und so genossen wir unseren Urlaub sehr. Meine Eltern strahlten eine große Zufriedenheit aus und man sah das Glück in ihren Augen. Immer wieder erfreute ich mich daran und Christian auch. Wenn ich doch nur auch noch mal die Chance mit Denise bekam, ach, wie sehr wünschte ich mir das. Aber Trübsal blasen wollte ich nicht. Nicht in diesem Paradies auf Erden. So vergingen die zwei Wochen schneller als gedacht und mit vielen schönen Erinnerungen im Gepäck und zudem gut erholt, mussten wir schließlich unsere Heimreise antreten. Alles Schöne geht einmal zu Ende. Was bleibt, sind die Menschen, die man liebt und die einem nahe sind. Schön, zu wissen, dass ich jene immer um mich habe.

Wieder zurück aus Thailand, rief ich Jana an und erzählte ihr von unserer Traumreise. „Dir geht es seelisch gut, oder?“, fragte mich Jana.

Diesmal konnte ich aus voller Überzeugung sagen, dass es mir noch nie besser ging. Die Traumata meiner Vergangenheit waren besiegt, wir hatten einen tollen Urlaub genossen und ich hatte ein gutes Verhältnis zu meiner Familie. „Nun“, fing Jana an. „Was ist jetzt mit Denise?“ Ich erzählte ihr, dass ich Denise immer noch lieben, um sie kämpfen und mich bei ihr zeitnah melden würde. „Ich wünsche dir von Herzen Glück“, antwortete Jana und ich freute mich über unsere jahrelange, enge Bindung. Jana war ein sehr wichtiger Mensch für mich. Nach dem Gespräch überlegte ich verzweifelt, was ich nun tun konnte. Ich entschied mich, Denise zu schreiben. Nein, keinen Brief, wusste ich doch nicht, ob Claudia diesen abfangen würde. Ich entschied mich für eine Nachricht auf ihrem Handy. Ich holte also Zettel und Stift und grübelte über den Zeilen. Mir wurde das Herz so schwer, wenn ich daran dachte, wie sehr ich sie damals verletzt hatte. Wie in Worte fassen, dass man um Verzeihung bat und jemanden immer noch von Herzen liebte? Ich begann wie wild zu schreiben, öffnete mein Herz und ließ die Worte sprudeln. Immer wieder strich ich durch, ordnete die Sätze neu, schüttelte den Kopf, um dann wieder von vorne zu beginnen. Schließlich nach mehreren Anläufen hatte ich einen romantischen und vor allem ehrlichen Brief geschrieben, der das widerspiegelte, was ich empfand. Ich war zufrieden mit mir und holte mein Handy. Ich sprach mir selbst Mut zu und tippte die Zeilen ab. Meine Hände zitterten, als ich schließlich auf SENDEN tippte.

„Meine liebe Denise,
eine lange Zeit ist vergangen, ohne dass wir Kontakt zueinander hatten. Sicherlich brauchten wir beide diese Auszeit, um unsere tiefen Wunden und Gefühle zu reflektieren. Zunächst möchte ich dir sagen: Wenn du heute noch glücklich mit Claudia bist, möchte ich euch nicht im Wege stehen. Ich wünsche dir aus ganzem Herzen das Beste. Solltest du aber wieder Single sein, bitte ich dich aus meiner tiefsten Seele heraus, um eine erneute Chance. Nie wieder werde ich dich verletzen, nie wieder deine Zuneigung mit Füßen treten. Ich habe viel lernen müssen in meinem Leben. Jetzt bin ich geheilt. Geheilt von meiner Magersucht, geheilt von dem Trauma unserer Flucht in den Westen. Du solltest wissen, dass ich mich mit meinem

Vater ausgesprochen habe und es mir seelisch nun sehr viel besser geht. Mein kleiner Schatz Olivia ist mein größtes Glück. Ich ziehe sie alleine groß, denn Maik war ein Fehler. Aber er hat mir eine atemberaubende Tochter geschenkt. Dafür werde ich ihm bis zum Lebensende dankbar sein. Denise, du warst und bist meine große Liebe. Nur mit dir fühle ich mich frei und vor allem ich selbst. Bei dir spiele ich keine Theaterrolle oder stelle etwas dar, was ich nicht bin. Ich bin Daniela, wie ich sie eigentlich immer war. Eine verletzte Seele, die Halt suchte an den falschen Stellen. Halt suchte in Beziehungen, die zum Scheitern verurteilt waren. Was wir hatten, war so rein und voller tiefer Zuneigung, dass ich mir von Herzen wünsche, mit dir für immer zusammen zu sein. Bitte verzeih mir. Ich bin immer noch Daniela, die du geliebt hast. Bloß stärker und einsichtiger, denn ich würde alles für dich tun. Bitte verzeih mir. Ich liebe dich.

Daniela“

Ich zitterte immer noch. Starrte auf mein Display und nach einer gefühlten Ewigkeit, es waren tatsächlich nur wenige Minuten, sah ich, dass sie online ging und meine Nachricht abrief. Oh mein Gott, schoss es mir durch den Kopf. Was hatte ich getan? Was, wenn sie mittlerweile in einer glücklichen Beziehung lebte? Ich wollte nichts zerstören. Plötzlich sah ich, dass sie etwas schrieb und mein Herz setzte kurz aus. Quälende Sekunden, bis ich schließlich las:

„Können wir spazierengehen – gleicher Ort wie früher?

Denise"

Ich legte meine Hand auf mein pochendes Herz und schrieb ihr zurück, dass ich dies sehr gerne tun würde und machte einen Vorschlag zu Tag und Uhrzeit. Es kam ein – Daumen nach oben – Symbol zurück. Obwohl ich nicht wusste, wie die Situation mit Claudia war oder was Denise mir sagen wollte, war ich froh über diese Chance.
Achtundvierzig Stunden waren es noch bis zu unserem Treffen. Noch nie hatte ich innerlich so gebebt, so gelitten und war gleichzeitig so aufgeregt. Immer wieder ging ich in Gedanken

verschiedene Gesprächsmöglichkeiten durch. Egal, wie es ausging, ich würde um sie kämpfen. Schlafen konnte ich so gut wie gar nicht und an essen war nicht zu denken. Nein, diesmal nicht aus Krankheitsgründen, sondern vor lauter Liebe zu ihr. Wir wollten uns an einem alten Pavillon treffen, mitten im Park, dort sind wir früher oft gewesen. Ich litt unsagbar.
Doch irgendwann war die Zeit um und unser Treffen nahte. Ich hatte Stunden damit zugebracht, mich hübsch zu machen. Und, ich hatte beschlossen, Olivia mitzunehmen. Sie gehörte zu mir, wir beide waren eins. So zog ich auch Olivia zuckersüß an. Sie lächelte in ihrem rosa Pullover und den farblich passenden Schuhen. „Sei schön lieb heute", flüsterte ich ihr ins Ohr und gab ihr einen Kuss, während wir uns auf den Weg machten. Mein Herz raste, als ich um die Ecke bog und Denise dort am Pavillon stehen sah. Keine Claudia weit und breit. Denise war attraktiv wie immer, so als ob keine Minute vergangen wäre. Ach, wie liebte ich sie. Ich schickte Stoßgebete zum Himmel. Denise lächelte. Sie sagte kein Wort, als ich näher kam und wir uns schweigend auf eine Bank setzten. „Darf ich sie mal hochnehmen?", begann

Denise das Gespräch und zeigte auf Olivia. Mein kleines Mädchen zeigte keine Scheu und ließ sich bereitwillig darauf ein. Denise drückte Olivia an ihr Herz. Mich übermannten die Gefühle, denn ich spürte ganz tief in mir, es würde alles wieder gut werden.

– ENDE –

Nachwort

Daniela und Denise leben heute glücklich in Regensburg und ziehen gemeinsam Olivia groß. Maik heiratete erneut und zeugte ein weiteres Kind. Er lebt mit Frau und Sohn in seiner Traumvilla. Zu Olivia hält er sporadisch Kontakt. Zu Geburtstagen oder Feierlichkeiten, kommt er sie besuchen. Danielas Freundschaft zu Jana hält bis heute an. Sie, Denise und Olivia sind für Daniela die wertvollsten Schätze, die sie nie wieder loslassen möchte.

Lesen Sie mehr von Sandra Ostheim bei DeBehr

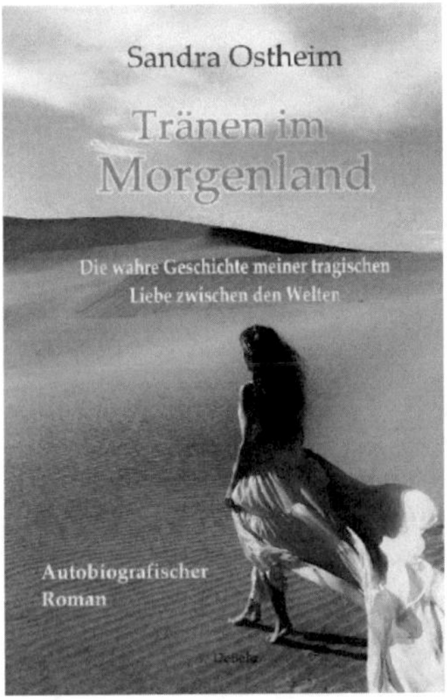

Tunesien, Sonne, Meer, Strand - UND LEIDENSCHAFT - dieser Urlaub veränderte schlagartig mein Leben. Ich war verliebt bis über beide Ohren. Najim war äußerst attraktiv, aufmerksam, liebevoll und beschützend. Ich versank in seinen braunen Augen und vergaß die Welt um mich herum. Doch als ich wieder Zuhause war, herrschte seinerseits absolute Funkstille. Fast zerriss es mir das Herz. Lange Zeit später kam endlich ein Lebenszeichen von ihm ... Sandra gewinnt einen Urlaub in Tunesien und begegnet dort Najim. Es ist die große Liebe auf den ersten Blick. Während die junge Frau sich gegen die

Vorurteile der eigenen Familie stellen muss, nimmt Najims Familie die Deutsche mit offenen Armen auf. Sandra bricht mit ihren Eltern und heiratet Najim nach arabischer Tradition. Das junge Paar lebt in Sousse. Doch der Alltag ist so ganz anders, als Sandra es erträumt hatte. Sie droht, an der Ehe zu zerbrechen. Ob es hilft, von Tunesien nach Deutschland zu ziehen? Wie weit vermag eine bedingungslose Liebe noch zu tragen, wenn die Träume längst zerplatzt sind?

Taschenbuch mit 262 Seiten. Preis: 11.95€,
ISBN: 9783957539779